Heilige Hildegard – Ernährungslehre

ECON Ratgeber

Das Buch

Eine natürliche und gesunde Lebensweise ist die Basis für allgemeines Wohlbefinden und die Harmonie von Körper und Seele. Mit ihrem Buch zur Ernährungslehre liefert Hildegard von Bingen wichtige Grundlagen und Ratschläge für eine Umstellung von der heute üblichen Kost auf eine optimale Ernährung. So können Krankheiten und schädigende Nahrungsmittel vermieden und Mahlzeiten dennoch vielfältig kombiniert werden. Das bedeutet für den Körper vollwertige Ernährung ohne Schäden durch Fehl-, Über- oder Unterernährung. Einfache Rezepte für den täglichen Gebrauch erleichtern die Umstellungsphase zu gesunder und schmackhafter Nahrung. Mit diesem praktischen Ratgeber kann jeder seine Ernährung gezielt in die Hand nehmen und auf die eigenen Bedürfnisse abstimmen.

Der Autor

Reinhard Schiller ist Heilpraktiker und arbeitet mit den Methoden der heiligen Hildegard von Bingen. Er lebt mit seiner Familie auf einem Bauernhof in Niederbayern.

Reinhard Schiller

Heilige Hildegard - **Ernährungslehre**

ECON Taschenbuch Verlag

Lizenzausgabe

Veröffentlicht im ECON Taschenbuch Verlag GmbH, Düsseldorf, 1996

Umschlaggestaltung: Molesch/Niedertubbesing, Bielefeld
Gesetzt aus der Stone Serif und der Syntax
Satz: HEVO GmbH, Dortmund
Druck und Bindearbeiten: Ebner Ulm
Printed in Germany
ISBN 3-612-20529-3

Inhalt

Das Leben der hl. Hildegard von Bingen

1098

Hildegard wird als zehntes Kind des Edelfreien Hildebert von Bermersheim und seiner Frau Mechthild in Bermersheim bei Alzey geboren.

1106

Mit acht Jahren wird sie von ihren Eltern der Klausnerin Jutta von Sponheim auf dem Disibodenberg zur Erziehung übergeben. Die Klause war dem Mönchskloster auf dem Disibodenberg angebaut. Hier wird Hildegard im Singen der Psalmen und in den Gesängen Davids unterwiesen.

ca. 1113

Hildegard legt die Gelübde ab und wird Benediktinerin.

1136

Nach dem Tode von Jutta von Sponheim wird Hildegard einstimmig zur geistlichen Mutter des sich entwickelnden Frauenklosters gewählt.

1141

Im Alter von 42 Jahren erhält Hildegard von Gott den Auftrag, alles festzuhalten und zu verkünden, was ihr in dieser und in kommenden Visionen geoffenbart wird. Nach anfänglichem Zögern und furchtsamer Zurückhaltung beginnt Hildegard mit Hilfe des Mönches Volmar und der Schwester Richardis von Stade mit der Aufzeichnung ihrer Visionen. Ihr erstes Werk entsteht: SCIVIAS (»Wisse die Wege«).

1147/1148

Auf der Synode von Trier erkennt Papst Eugen III. offiziell Hildegards Sehergabe an, indem er aus ihrer Schrift SCIVIAS vorliest und sie zur Fortsetzung ihres Werkes ermuntert. Eine päpstliche Kommission hatte im Vorfeld der Synode Hildegards Sehergabe geprüft und bestätigt.

1150

Hildegard gründet das Kloster Rupertsberg bei Bingen. Die klösterliche Gemeinschaft wächst an. Hildegard wird weit über den Rahmen ihrer Klostergemeinschaft hinaus bekannt. Viele ersuchen sie um Rat und Hilfe. Sie unterhält einen umfangreichen Briefwechsel mit bedeutenden Persönlichkeiten aus Reich und Kirche, aber auch mit einfachen Menschen, die bei ihr Trost suchen. Hildegard wird zum mahnenden Gewissen einer Zeit, in der weltliche und geistliche Macht harte Auseinandersetzungen austragen und große Bevölkerungsteile religiös verunsichert sind.

1151-1158

In diesen Jahren erfolgt die Niederschrift der beiden medizinischen beziehungsweise naturkundlichen Schriften Hildegards, bekannt als PHYSICA (»Heilkraft der Natur«) und CAUSAE ET CURAE (»Ursachen und Behandlung der Krankheiten – Heilwissen«).

1158-1163

Hildegard verfaßt das LIBER VITAE MERITORUM (»Buch der Lebensverdienste«).

1158-1163

Drei Missions- und Predigtreisen führen sie nach Franken, Lothringen und ins Rheinland. Trotz ihrer schwachen Gesundheit unternimmt Hildegard diese beschwerlichen Predigtreisen, um den Glauben in einer Zeit der weitgehenden Orientierungslosigkeit zu bestärken und zu verbreiten.

1163

Das LIBER DIVINORUM OPERUM (»Das Buch der göttlichen Werke«) wird von Hildegard als letzte ihrer großen Visionsschriften begonnen.

ca. 1165

Hildegard übernimmt das Kloster Eibingen bei Rüdesheim.

1170

Die vierte Missions- und Predigtreise führt sie nach Schwaben, wo sie den Äbten von Maulbronn, Hirsau und Zwiefalten mit Rat zur Seite steht.

1178

Nachdem Hildegard einen exkommunizierten, jedoch vom Kirchenbann befreiten Adeligen auf dem Friedhof des Klosters Rupertsberg hatte beerdigen lassen, wird über Rupertsberg – ungerechtfertigterweise – das Interdikt verhängt. Es darf kein Gottesdienst mehr gefeiert werden.

1179

Das Interdikt wird im Frühjahr aufgehoben.

17.9.1179

Hildegard stirbt im Alter von 81 Jahren.

Einführung

Die Quellen

Die »Ernährungslehre« der heiligen Hildegard basiert auf den beiden naturheilkundlichen Schriften »Causae et curae« und »Physica«.

»Physica« – Heilkraft der Natur

Die »Physica« besteht aus insgesamt neun Büchern. In diesen Büchern werden – der Reihenfolge nach – Pflanzen, Elemente, Bäume, Edelsteine, Fische, Vögel, Tiere, Reptilien und Metalle beschrieben. Für die »Ernährungslehre« bilden folgende Bücher der »Physica« die Grundlage:

liber I	: de plantis	- von den Pflanzen
liber III	: de arboribus	- von den Bäumen
liber V	: de piscibus	- von den Fischen
liber VI	: de avibus	- von den Vögeln
liber VII	: de animalibus	- von den Tieren
liber VIII	: de reptilibus	- von den Kriechtieren

In diesen Büchern finden wir Hinweise über die Wirkung und Heilwirkung von Pflanzen und Tieren und Produkten aus dem Tierreich auf den menschlichen Organismus. Zudem werden wir auf die Genießbarkeit von Früchten, Gemüsen und den verschiedenen Fleischarten hingewiesen. Wir können auch Nahrungsmittel erkennen, die bei Verzehr einen schädigenden Einfluß auf den Menschen ausüben. Diese gilt es dann zu meiden.

»Causae et curare« – Heilwissen

»Causae et curae« setzt sich aus fünf Büchern zusammen. Sie haben grob umrissen folgenden Inhalt:

liber I: Die Erschaffung der Welt

Das erste Buch beschreibt die Erschaffung der Welt; den Sturz der ersten Engel; die Erschaffung der Seele; die Naturgewalten wie Blitz, Donner, Hagel, Regen, Schnee, Winde; die Aufgaben des Firmaments und der Planeten sowie die Aufgaben und Kräfte der Elemente (Feuer, Luft, Wasser, Erde) im Universum.

liber II: Der Fall der Schöpfung (die gefallene Schöpfung)

Das zweite Buch beginnt mit dem Fall des Menschen und der Schöpfung. Weiterhin werden folgende erkennbare Abschnitte behandelt:
Vier Temperamente bei Mann und Frau; die Änderung der Säfte und die Beschaffenheit der Säfte bei verschiedenen Krankheiten; der Einfluß des Mondes auf die Natur und den Menschen; die Entstehung von Krankheiten im Körper von Kopf bis Fuß; die Entwicklung des Menschen im Mutterleib von der Zeugung bis zur Geburt; verschiedene Hinweise für eine gesunde Ernährung und Lebensweise; Ausleitungsverfahren und ihre sachgemäße Anwendung;

allgemeine Hinweise für die Gesundheit; Ursprung verschiedener Krankheiten.

liber III und IV: Die Behandlung der in liber II besprochenen Krankheiten von Kopf bis Fuß

Beginnend bei Haarausfall, Kopfschmerz, Karies, Herzschmerz, Verdauungsstörung... bis hin zu Wadenkrampf, Zorn und Eingeweidewürmern wird die Behandlung verschiedenster Krankheitsbilder angesprochen.

liber V: Diagnostische Möglichkeiten

Im fünften Buch werden verschiedene Merkmale beschrieben, die einen gesunden von einem kranken Menschen unterscheiden. Ebenso wird auf die Harnschau eingegangen und auf die seelischen und körperlichen Eigenschaften der Menschen in bezug auf den Mondstand ihrer Zeugung.

Der Inhalt dieser fünf Bücher hat eine in sich logische Abfolge. Wir können sie auch als das »medizinische Lehrbuch« Hildegards bezeichnen. Besonders die Aussagen des zweiten Abschnittes von »Causae et curae« über die Verdauung und die Ernährung des Menschen und die Entstehung der Krankheiten werden für die Darstellung der »Ernährungslehre« eine wesentliche Rolle spielen.

Nicht nur in den naturheilkundlichen Schriften Hildegards, auch in den theologischen Werken finden wir Hinweise, welche die tägliche Aufnahme der Nahrung in eine religiöse Betrachtung einbeziehen. Dabei fällt besonders ins Auge, daß Hildegard in diesen Schriften immer wieder vom Genuß von Fleisch abrät und davor warnt, weil sich dieser auf die seelisch-geistige Entwicklung des Menschen und seine Beständigkeit im Leben und Üben der Tugenden negativ auswirken könne. Aus diesem Grunde solle der Mensch Mahlzeiten mit Fleisch so stark wie möglich einschränken und den Großteil seiner Nahrung mit Getreide, Gemüse und Früchten decken.

Der Originaltext

Gerade bei den naturheilkundlichen Schriften Hildegards bestehen unterschiedliche Meinungen über ihren Ursprung und die Entstehung sowie zur Frage der Übertragbarkeit der Sprache in eine für unsere Zeit verständliche Aussage und die daraus resultierende Anwendbarkeit der Hinweise Hildegards in der Heilkunde.

1. Der Ursprung der Hildegard-Schriften

Zum Ursprung der natur- und heilkundlichen Schriften haben sich zwei unterschiedliche Meinungen herausgebildet:
Die einen halten sie für eine schriftliche Niederlegung des Heilwissens der damaligen Zeit, also des 12. Jahrhunderts.
Im Gegensatz dazu steht die Meinung, daß diese natur- und heilkundlichen Bücher wie auch die große Visionstrilogie und alle anderen Schriften Hildegards göttlicher Offenbarung entspringen.
Für die praktische Anwendung der Schriften ist es allerdings nicht von Bedeutung, ob man sich der ersten oder der zweiten Gruppe zugesellt; entscheidend ist die Tatsache, daß diese Heilmittel auch heute noch ihre positive Wirkung auf einen kranken Organismus zeigen.

2. Die Übertragbarkeit der Aussagen Hildegards in unsere heutige Sprache

Ein weiteres, jedoch ungleich größeres Problem ist die Übertragbarkeit der Begriffe des Originaltextes in eine uns heute verständliche Sprache. Einige Namen und fachliche Begriffe sind für uns heute nicht mehr eindeutig zu identifizieren. Darüber hinaus gibt die »Säftelehre« Hildegards einige Rätsel auf, die bis heute in keiner Weise befriedigend gelöst werden konnten. Bezeichnungen, Begriffe und Namen, die zur Zeit Hildegards gebräuchlich und allgemein verständlich waren, sind in einigen Fällen nicht mehr exakt unserem heutigen Sprachgebrauch zuzuordnen oder teilweise sogar ganz unverständlich.
Es wurde versucht, diese fachlichen Bezeichnungen durch Aussagen Hildegards zu verdeutlichen und – wo möglich – aus dem inhaltlichen Zusammenhang heraus einzuordnen und zu interpretieren bzw. in einer verständlichen Sprache wiederzugeben.

Leitgedanke des Buches

Dieses Buch ist nicht als Kochrezeptbuch gedacht, wenngleich im Anhang ein paar Grundrezepte aufgeführt sind, sondern es soll die Aussagen Hildegards in bezug auf Ernährung in einer umfassenden Weise darstellen. Weiter soll es einen Einblick in ihr Heilwissen geben und von ihr erkannte und aufgezeichnete Zusammenhänge im Stoffwechsel- und Krankheitsgeschehen des Körpers aufzeigen. Gerade die mögliche Umsetzung von Hildegards Aussagen in eine heute praktikable Heilanwendung oder eine Diät begründet das große Interesse an ihren natur- und heilkundlichen Schriften. Besonders aber die über eine gesunde Ernährung und eine gesunde Lebensweise getroffenen Aussagen gewinnen vor dem Hintergrund der Probleme unserer Zeit wieder große Aktualität und verdienen unsere Beachtung.

Die Ernährungslehre Hildegards ist eine von »vier Säulen« der Hildegard-Heilkunde. Diese Säulen sind Symbole für:
1. Die Diät-Ernährungslehre (richtige Ernährung, Lebensweise)
2. Das Fasten (Rückbesinnung auf Gott)
3. Die Ausleitungsverfahren (Aderlaß, Schröpfen, Brennkegel)
4. Die Heilmittel (Flora, Elemente, Fauna, Edelsteine, Metalle)

Jede dieser Säulen muß in einem gesunden Verhältnis zu den anderen stehen, damit das gesamte Gebäude nicht zu wanken beginnt. So ist das rechte Maß – die »discretio« – der »gute Geist« in der Hildegard-Heilkunde, der dafür sorgt, daß jede Säule zum Tragen kommt und in richtigem Maß zu den anderen steht.
Die in diesem Buch behandelte Diät ist eine der vier Säulen, auf der das Gebäude steht.
Dabei kann es als Wegweiser für die Umstellung der Ernährung von der heute üblichen Kost auf eine Ernährungsweise nach den Hinweisen der heiligen Hildegard dienen, indem es auf die Wirkung der verschiedenen Nahrungsbestandteile aufmerksam macht und den Leser dazu befähigt, die – nach Hildegard – gesunden Nahrungsmittel zu erkennen und in der täglichen Ernährung bevorzugt zu verwenden. Dabei wird auch an die Phantasie des Benutzers appelliert, der aufgrund der Angaben Hildegards in die Lage versetzt werden soll, seine tägliche Ernährung individuell und optimal zu gestalten. Das heißt

für den Körper vollwertige Ernährung ohne Schaden durch Fehl-, Über- oder Unterernährung.
Aufgrund der Kenntnisse, die dieses Buch vermittelt, kann sich der Leser aus den im Handel erhältlichen Kochbüchern die für diese Ernährungsform geeigneten Rezepte auswählen oder eigene Rezepte zusammenstellen.

Diabetiker und Personen mit schwerwiegenden Stoffwechselstörungen und Stoffwechselerkrankungen möchte ich ganz besonders darauf aufmerksam machen, daß diese Hinweise über eine naturgemäße Ernährung für körperlich gesunde Menschen gegeben wurden. Sollten Sie Interesse an dieser Ernährungsform und den dabei verwendeten Nahrungsmitteln haben, wenden Sie sich vorab bitte an Ihren Arzt.

Grundbegriffe

Bevor wir die Ausführungen Hildegards über eine gesunde Ernährung und Verdauung betrachten, müssen wir uns mit ein paar Grundbegriffen vertraut machen, die uns in den Schriften Hildegards immer wieder begegnen.

Subtilität

Unter Subtilität verstehen wir in der Hildegard-Heilkunde die in den verschiedenen Dingen der Natur auf den Menschen wirksame und wirkende Feinstofflichkeit. Diese leitet sich in ihrer Wirkung wiederum von den vier Elementen ab. Hildegard beschreibt eine warme, kalte, trockene und feuchte Subtilität, welche je nach ihrer Intensität entweder positive oder negative Einflüsse auf den Menschen hat.

Die Subtilität ist das eigentliche Wirkprinzip bei Nahrung und Heilmitteln. Sie ist in keiner Weise vergleichbar und hat auch keinerlei Beziehung zu den uns heute geläufigen Größen wie Vitamin- oder Mineralgehalt. Die Subtilität ist ein Faktor, der bisher weder physikalisch oder chemisch in irgendeiner Weise zugeordnet oder gemessen werden kann. Letztlich liegt es aber an der Subtilität und auch an der Reihenfolge, in der die verschieden wirkenden, subtilen Kräfte in den Körper gelangen, ob ein Nahrungsmittel für den Menschen gesund oder ungesund ist.

Schleim

Wir finden bei Hildegard häufig den Hinweis, daß dieses oder jenes Nahrungsmittel im Menschen »Schleim« erzeugt (z.B. Erdbeeren). Dieser Schleim hat einen engen Bezug zur Lymphe. Der durch Nahrungsmittel im Menschen erzeugte Schleim kann lymphatische Organe, wie z.B. die Mandeln, belasten und dabei den Lymphfluß stark behindern.

Phlegma

Auch dieser Begriff kann bisher noch nicht genau zugeordnet werden, hat aber gleichfalls einen Bezug zu den im Organismus kreisenden Säften. Hildegard beschreibt Phlegma folgendermaßen:

»Vier Säfte gibt es. Die beiden wichtigsten von ihnen werden Phlegma genannt, die beiden andren heißen Schleim.«

Phlegma ist also immer ein übergeordneter Saft im Kreislauf des Menschen.

Schwarzgalle

Die Schwarzgalle ist – laut Hildegard – ein beim Sündenfall entstandener und seitdem in jedem Körper vorhandener chemischer Stoff, der für alle schweren Erkrankungen mit verantwortlich ist.

»Die Schwarzgalle ist dunkel gefärbt und bitter, haucht alles Übel aus und erzeugt zuweilen sogar Krankheiten des Gehirns, läßt am Herzen dessen Gefäße aufsieden und führt zu Traurigkeit und Zweifel an jeglichem Trostwort, so daß der Mensch

sich an nichts mehr freuen kann, was zum höheren Leben und zum Trost im zeitigen Dasein gehört…«

Welche auslösenden Faktoren können die Produktion von Schwarzgalle im Menschen anheben?

»… Der Mensch aber, bei dem die Galle mit größeren Kräften ausgestattet ist wie die Schwarzgalle, bändigt den Zorn in sich leicht. Der aber, bei dem die Schwarzgalle größere Kräfte besitzt wie die Galle, ist zum Zorn geneigt und wird leicht zum Zorn gereizt.
Wie aus gutem Wein starker und saurer Essig wird, so nimmt auch die Galle von guten und wohlschmeckenden Speisen zu und von schlechten ab. Die Schwarzgalle aber nimmt von guten und wohlschmeckenden Speisen ab, dagegen von schlechten, bitter schmeckenden, unsauber und schlecht zubereiteten Speisen zu, wie auch durch die mannigfaltigen Säfte der verschiedenen Krankheiten…
… Wer aber, von Zorn bewegt, blaß wird im Gesicht, dessen Zorn rührt daher, daß bei ihm die Schwarzgalle in Unruhe gerät,… und die Säfte allmählich durcheinanderbringt…«

Um die Schwarzgalle wieder auf ein verträgliches Maß zu reduzieren, kann z.B. gelöschter Wein (s. Getränke, S. 159) getrunken werden.

Seele

Laut Hildegard ist die Seele
- der Hauch des Lebens, der kein Lebensende hat,
- das Feuer, das den ganzen Körper durchdringt und den Menschen lebendig macht,
- ein Hauch, der zum Guten strebt, während das Fleisch zur Sünde neigt.

Weitere Gedanken Hildegards über die Seele:

»Wie aber die Seele den Leib belegt und stärkt, so wärmen und stärken auch die Sonne, der Mond und die übrigen Planeten das Firmament mit ihrem Feuer und verleihen ihm so seine Kraft.«

»Die Seele des Menschen, die von Gott in den Menschen vom Himmel herab kommt, ihn belebt und ihm seinen Verstand gibt, stirbt nicht, wenn sie den Menschen verläßt, sondern wandert ewig lebend, entweder zum Lohne für ihr Leben oder zu den Qualen des Todes.«

»Die Seele hat ihren Sitz im Herzen.
Da aber die Gedanken im Herzen ihren Platz haben, sind sie entweder süß oder bitter. Das Süße macht das Gehirn fett, und das Bittere entleert es.«

»Die Gedanken aber sind die Urheber des Wissens von Gut und Böse und die Ordner aller Dinge, und dies nennt man Gedanken.

Die Gedanken sind die Urheber der Güte, der Weisheit, der Torheit und ähnlicher Dinge, wie ja auch schlechte Gedanken aus dem Herzen hervorgehen, und das ist die Tür.«
(Gibt es deshalb heute so viele herzkranke Menschen, weil sie auf die Bedürfnisse ihrer Seele nicht achten?)

»Die Seele ist das Feuer, das den ganzen Körper durchdringt und den Menschen lebendig macht.«

»Wie an bestimmten Orten die Wasser fließen, so durchströmt die Seele den Körper und erhebt ihn. Die Seele aber sieht mit ihrer weissagenden Begabung oftmals Zukünftiges, auch wenn

die äußeren Augen geschlossen sind, weil sie dessen eingedenk ist, daß sie auch ohne Körper leben kann.«

»Die Seele gleicht dem Feuer, der Körper aber dem Wasser, und beide bestehen gemeinsam. So ist der Mensch ein Werk Gottes. Jegliche Leistung, die der Körper verlangt, schafft die Seele in ihm, und so ist die Seele das Schaffende, und der Körper verlangt. Die Seele ist mächtiger als der Körper, weil sie sein Verlangen stillt.«

Wir können anhand der Aussagen Hildegards über die Seele erkennen, daß diese ein auslösender Faktor für alle im Körper anfallenden Stoffwechselvorgänge ist.
Gedanken gehen aus dem Herzen, dem Wohnsitz der Seele, hervor. Negative Gedanken ebenso wie positive. Positive Gedanken fördern, heilen, bauen auf. Negative Gedanken zerstören und machen den Menschen sowohl körperlich als auch seelisch krank.
Beginnen wir also unseren »Streifzug« durch die Verdauung nach den Erkenntnissen der heiligen Hildegard von Bingen.

Ernährung und Verdauung

nach der hl. Hildegard von Bingen

Ausgehend von »Causae et curae«, dem medizinischen Lehrbuch der hl. Hildegard, ist festzustellen, daß die Ernährung eine wesentliche Rolle für die Gesundheit des Menschen spielt. Wird der Körper falsch ernährt, beginnt er früher oder später, an den Folgen dieser Fehlernährung zu leiden. Magen, Herz, Leber, Lunge und alle anderen Organe können ihre Tätigkeit nicht mehr zufriedenstellend ausführen, und der Mensch wird krank.

In »Causae et curae« ist auf wenigen Seiten die Funktionsweise der Verdauung beschrieben.

Ausgehend von dem dort niedergelegten, ursprünglichen Hildegard-Text werden die einzelnen Kapitel und Themenbereiche im folgenden auf das Wesentliche zusammengefaßt und dargestellt.

Nahrungsaufnahme und Verteilung im Körper

»Über die Ernährung.

Wenn der Mensch ißt und trinkt, so führt der dem Leben eigene Zug der Vernunft, der im Menschen liegt, den Geschmack, den feineren Saft und den Geruch der Speisen und Getränke nach oben hin zu seinem Gehirn und erwärmt dies dadurch, daß er dessen Gefäße ausfüllt...«

Die Aufnahme und Verteilung der den Körper ernährenden Stoffe beginnt – laut Hildegard – schon, wenn der Mensch den Geruch und den Geschmack der Nahrung wahrnimmt. Dies hat bereits eine ernährende Wirkung auf das Gehirn. Wenn die Nahrung dann aufgenommen und durch die Zähne zerkleinert ist, gelangt dieser Speisebrei in den Magen-Darm-Trakt.
Die Nährstoffe aus dem Nahrungsbrei gehen ins Blut über, werden von diesem aufgenommen – ohne dabei selbst zu Blut zu werden – und so im gesamten Körper verteilt.
Für die Ernährung, vor allem aber für die richtige und sinnvolle Verteilung der Nährstoffe im Körper ist nicht nur das Blut als Transportsystem wichtig, sondern auch – wie Hildegard schreibt – ein dem Menschen eigener »Zug der Vernunft«. Dieser ist für die Logistik, die sinnvolle Verteilung, verantwortlich. Man könnte ihn auch als Instrument der Seele bezeichnen. So sorgt die Seele dafür, daß die Stoffe aus der Nahrung an ihre vorgesehenen Bestimmungsorte gelangen. Sie versorgt mit Hilfe des Blutes – als Transportsystem – den gesamten Körper mit Nährstoffen.

Bemerkenswert ist auch die Reihenfolge der Ernährung der einzelnen Organe. Hildegard schreibt, daß als erstes das Gehirn (die Schaltzentrale) durch »den feineren Saft und den Geruch (Duft- und Geschmacksstoffe) der Speisen und Getränke« erwärmt und somit ernährt wird.
Die übrigen Nahrungsbestandteile gelangen in den Verdauungstrakt. Von dort aus wird als erstes das Herz als »Wohnsitz der Seele« mit Nährstoffen versorgt, dann folgen die Leber und die Lunge. Die übrigen Organe und Körperzellen nehmen die Nährstoffe im späteren aus dem Blut auf. Ist dieses an den Zellen vorbeiströmende Blut

nicht mehr genügend mit Nährstoffen angereichert, meldet sich der Hunger. Dieser ist – laut der Beschreibung Hildegards – kein Signal des Magens, sondern des Fleisches (der Muskeln), der Zellen und der Gefäße. Beim Fasten spricht man ja auch vom sogenannten »Zell- oder Gewebehunger«, der eintritt, wenn alle überflüssigen Stoffe (Fettdepots...) im Körper aufgebraucht sind.

Flüssigkeitszufuhr

Wenn auf den Hungerreiz hin dem Körper wieder Nahrung zugeführt wird, so ist es wichtig, daß schon während der Nahrungsaufnahme etwas Flüssigkeit zugeführt wird, weil sonst die Verdauungstätigkeit nicht richtig in Schwung kommen will. Die Verdauung funktioniert bei »trockenen Verhältnissen« nur noch ungenügend, und man wird auch auf geistigem Gebiet schwerfällig.
Übermäßiges Trinken allerdings verdünnt die Verdauungssäfte zu sehr und stört das im Körper herrschende Gleichgewicht der Säfte.

Ruhepausen und Schlafzeiten

Nachdem man gegessen hat, sollte man eine kleine Pause einlegen. Solch ein Mittagsschlaf hat eine recht heilsame Wirkung auf den Körper: Fleisch und Blut nehmen zu, und der Mensch wird dadurch gesund. Trotzdem sollte man nach dem Essen aber noch ein Weilchen mit dem Schlaf warten, weil sonst die verschiedenen Komponenten der Nahrung (der Geruch, der Geschmack und der Saft) im Körper falsch verteilt werden.

Wenn man etwas gegessen hat und daraufhin sofort eine Ruhepause macht, übernimmt die Seele die Verteilung der einzelnen Nahrungsstoffe nicht; vielmehr überschwemmen diese den Organismus, gelangen an falsche Orte und richten dort mehr Schaden an als sie nützen. Deshalb sollte man mit dem Mittagsschlaf so lange warten, bis der Nachgeschmack des Essens verschwunden ist. Das zeigt uns an, daß alle Stoffe an ihre Bestimmungsorte gelangt sind.

Auch muß man sich davor hüten, wenn man nachts vor Durst oder Hunger aufwacht, daß man nicht unmittelbar nach dem Erwachen ißt und trinkt. Wenn der Mensch nicht vollkommen wach ist, hat die Seele noch nicht die nötige Kontrolle über den Körper. In diesem Zustand von Halbwachheit oder Halbschlaf kann ein Getränk oder eine Mahlzeit den Säftehaushalt sehr empfindlich stören, weil die »Logistik« noch nicht zufriedenstellend funktioniert. Die Nahrungsstoffe überschwemmen unkontrolliert den Körper und machen ihn auf diese Weise krank. Man muß nach dem Erwachen mit dem Essen und Trinken so lange warten, bis man vollkommen wach ist. Ihre Aufgabe als Verteiler der Nahrungsstoffe kann die Seele nur im Wachzustand erfüllen.

Was für die »Steuerung« von Nahrungsstoffen wichtig ist, kann für die zweckmäßige Verteilung verschiedener Heilmittel geradezu hinderlich sein. In diesen Fällen gelten andere »Regeln«:

Für die Einnahme des Birnhonigs schreibt Hildegard beispielsweise vor, daß die letzte Dosis »abends im Bett« genommen werden muß. Welche Gründe könnte dies haben? Bisher fand ich nur eine mögliche Erklärung:

Hier muß man mit dem Nachgeschmack des Heilmittels

einschlafen, weil dieses Medikament tatsächlich den gesamten Organismus überschwemmen muß, damit es die Orte im Körper erreicht, in denen die Ursache der Erkrankung liegt (z.B. bei Migräne). Im Wachzustand würde das Verteilungssystem dafür sorgen, daß die verschiedenen Bestandteile des Heilmittels nach den für die sinnvolle Ernährung des Körpers geltenden Kriterien (nach einem vorgegebenen Muster) an das richtige Ziel gelangen. In diesem speziellen Fall jedoch würde das die Heilwirkung sogar verhindern. Für die letzte abendliche Einnahme des Birnhonigs gilt daher, daß man mit dem Nachgeschmack des Birnhonigs einschlafen muß, damit dieser auch wirklich an die gestörten Stellen im Organismus gelangen kann.

Vermeidung bestimmter Krankheiten

Als präventive Maßnahme zur Vermeidung und auch zur Behandlung von Krankheiten gibt uns Hildegard verschiedene Hinweise in bezug auf Essen und Trinken:

Menschen mit Gicht (Rheuma, Arthritis, Arthrose, Jähzorn) sollen durch schlückchenweises Trinken auf nüchternen Magen bereits am Morgen dafür sorgen, die Gicht für diesen Tag nicht aufkommen zulassen. Dieses »nüchtern trinken« ist eine präventive Maßnahme, Gicht und in der Folge Zornausbrüche zu vermeiden.

Hier die von Hildegard dafür angegebenen »Diät-Getränke«:

1. gewässerter Wein
2. Gersten- oder Weizenbier (darf m.E. auch Dinkelbier sein)

3. Absud aus Wasser und Brot (Brottrunk = filtrierte Brotsuppe)

(Wer keinen Wein hat, kann Gersten- oder Weizenbier trinken, wer auch dieses nicht hat, eine Scheibe Brot in Wasser kochen, abseihen und diesen Absud morgens nüchtern trinken.)

Allergiker und Fieberkranke hingegen sollten, solange sie morgens noch nüchtern sind, erst etwas feste, trockene Nahrung, z.B. Brot oder einen Getreidebrei (Dinkelbrei), zu sich nehmen, bevor sie einen Schluck trinken. Danach kann man

1. gewässerten Wein,
2. Bier (Dinkelbier)
3. Met (Honigwein)
4. kaltes, abgekochtes Wasser (kann auch kalter Fencheltee sein)

trinken.

Zu ihrer ersten Mahlzeit sollten Fieberkranke und Allergiker allerdings etwas gewässerten Wein trinken.

Wichtig:
Nur in wachem Zustand
kleinschluckweise
angewärmt oder zumindest lauwarm trinken!

Hinweise für die tägliche Ernährung

Das Frühstück

Die erste Mahlzeit des Tages soll aus einem warmen Getreidegericht ohne Zusatz von frischem Obst oder Gemüse oder frischen Kräutern bestehen. Getrocknete Kräuter hingegen dürfen bei der ersten Mahlzeit verwendet werden. Danach können »saftige« Speisen wie Obst o.ä. verzehrt werden.
In verschiedenen Studien konnte nachgewiesen werden, daß ein am Morgen durch eine kalte Mahlzeit oder ein kaltes Getränk abgekühlter Magen mehrere Stunden benötigt, um wieder seine normale »Betriebstemperatur« von etwas über 37 °C zu erreichen. Ein kalter Magen kann seine Arbeit nicht zufriedenstellend verrichten, und so leidet letztlich der gesamte Organismus an diesem »Diätfehler«. Wann jedoch soll man diese erste Mahlzeit zu sich nehmen?

»Vom Frühstück.
Einem körperlich gesunden Menschen ist es gut und heilsam für eine ordentliche Verdauung, daß er sich des Frühstücks enthält bis kurz vor Mittag oder um Mittag herum. Einem Kranken und Hinfälligen und körperlich Heruntergekommenen aber ist es gut und heilsam, wenn er morgens frühstückt, damit er die Kräfte, die er aus sich nicht hat, wenigstens aus der Nahrung entnimmt. Auch zur Nacht kann der Mensch, wenn er will, dieselben Speisen und Getränke zu sich nehmen, die er am Tag genossen hat, und er soll auch so zeitig vor der Nacht essen, daß er seinen Spaziergang machen kann, ehe er sich zur Ruhe begibt.«

Für gesunde, kräftige, erwachsene Menschen kann das

Frühstück also ersatzlos ausfallen. Hildegard unterscheidet sehr wohl, ob der Mensch gesund oder krank, alt oder jung, kräftig oder schwach ist, denn Kinder, Alte, Kranke und Schwache sollen schon am Morgen Nahrung zu sich nehmen. Kinder und alte Menschen müssen sogar häufiger am Tag etwas essen als gesunde erwachsene Menschen, damit sie bei Kräften bleiben. Die Kinder, weil ihr Körper noch im Wachstum begriffen ist; Alte, damit die Körperkräfte durch die Nahrung erhalten werden.
Für gesunde Erwachsene jedoch ist es bekömmlich und einer guten Verdauung zuträglich, wenn sie nur zweimal täglich Nahrung zu sich nehmen, und zwar erstmals um die Mittagszeit herum, zwischen 11 Uhr und 13 Uhr. Die zweite und zugleich letzte Mahlzeit sollte abends so zeitig eingenommen werden, daß man danach noch bei Tageslicht einen Spaziergang machen kann.

• Aufnahme von Getränken

Bei der Versorgung des Körpers mit Flüssigkeit ist weiterhin zu beachten:

1. Im Winter soll man grundsätzlich wenig trinken, weil in dieser Jahreszeit die Säfte des Körpers von der Luft angefeuchtet werden.
2. Wein soll durch Eintauchen eines Stückchen Brotes oder das Zugießen von etwas Wasser gemildert werden, bevor er getrunken wird, damit er für den Körper verträglicher ist.
3. Als Getränke sollten gewässerter Wein und Bier bevorzugt werden. Wasser, frisch von der Leitung oder aus einer Quelle, sollte abgekocht oder Tee (z.B. Fencheltee) daraus zubereitet werden.
4. Körperlich gesunde Menschen können im Sommer etwas lauwarmes Wasser trinken, wenn sie sich nach dem Trinken ein wenig bewegen.

Körperlich schwache Menschen sollen auch im Sommer mit Wasser gemischten Wein oder Bier trinken.

5. Im Sommer wie im Winter muß sich der Mensch davor hüten, seinen Körper mit Getränken zu überschwemmen, weil er davon krank wird – wie wir schon gehört haben.

- **Aufnahme der Nahrung im Winter**

Wenn man friert, sollte man

- trotzdem keine heißen (dampfenden) Mahlzeiten zu sich nehmen, weil sich sonst die Schwarzgalle vermehrt,
- keine sehr kalten Speisen (z.B. Speiseeis) zu sich nehmen, weil man sich dadurch Fieber (Allergien, Erkältungen, grippale Infekte...) zuziehen kann.

Gegessen werden soll im Winter nicht in einem überheizten Raum, da die von außen einwirkende, übermäßige Wärme den Körper schwächt. Ist aber die Umgebung zu kalt, so macht den Menschen die kalte Luft, die er während des Essens einatmet, krank. (Würstelbude im Winter!)
Unter welchen Bedingungen dagegen kann die Aufnahme der Nahrung im Winter ohne schädigende Einflüsse auf den Menschen vonstatten gehen?

1. Der Raum, in dem die Nahrung eingenommen wird, sollte nicht zu kalt, aber auch nicht überhitzt sein.
2. Das Essen soll nicht zu heiß und nicht zu kalt sein, sondern eher lauwarm.
3. Befindet sich in dem Raum, in dem gegessen wird, eine Wärmequelle (Feuerstelle, offener Kamin, Ofen...), so sollte diese im Rücken liegen.

4. Im Winter ist es gesund, wenn man viel ißt und davon auch etwas dicker wird.
   Der »Winterspeck« kommt also durchaus vom Essen und hat auch seine Berechtigung, weil er für den Menschen im Winter eine Art »Schutzschild« gegen die Kälte ist.

- **Aufnahme der Nahrung im Sommer**

Bei großer innerer Hitze

- mäßig zu essen erhält die Gesundheit. »Mäßig essen« bezieht sich sowohl auf die Temperatur wie auch auf die Menge der Nahrung.
- keine sehr warmen oder heißen Speisen essen, weil hier die Gefahr einer Gicht besteht,
- keine sehr kalten Speisen essen, weil man davon ebenfalls krank werden kann,
- nicht zu viel essen, weil die Säfte in den Nahrungsmitteln den Körper aufdunsen lassen.

Weder im Sommer noch im Winter soll man heiße, dampfende Speisen zu sich nehmen, weil man sich davon einen aufgeblähten Magen und eine Hautkrankheit (Hildegard schreibt: Aussatz) zuziehen kann.

- **Ernährung bei Trauer und Freude**

Bei großer Trauer ist es – im Sommer wie im Winter – erlaubt, genügend gute und wohlschmeckende Mahlzeiten zu sich zu nehmen. Wenn auf der Seele schon die Last der Trauer liegt, soll zumindest der Körper mit den erforderlichen Nahrungsstoffen gut versorgt werden. Wir kennen ja auch den »Kummerspeck«.

Bei großer Freude allerdings muß man mit Essen und Trinken maßhalten. In diesem Fall kann das Essen sogar Schaden anrichten, weil das Blut zu sehr aus seiner Bahn gerät. Im Volksmund heißt es auch: Jemand ist außer sich vor Freude. Dieses »außer sich sein« beschreibt Hildegard vom Blut:

Das Blut gerät bei großer Freude aus seinen normalen Bahnen. Man erkennt das auch an der gesunden Gesichtsfarbe, die der Mensch bei großer Freude hat. Daher ist jeder Eingriff in den Säftehaushalt, wie dies die Aufnahme von festen und flüssigen Nahrungsstoffen in den Organismus darstellt, in diesem Fall äußerst vorsichtig anzugehen, um das Säfteverhältnis nicht zu stören.

- **»Das rechte Maß«**

Aus diesen Aussagen Hildegards können wir ganz deutlich erkennen, wie wichtig für unsere tägliche Ernährung die »discretio« - das rechte Maß - ist. Wer es nicht einhält - im Essen und Trinken, im Schlafen und Wachen, in Arbeit und Freizeit, in Konzentration und Entspannung -, muß damit rechnen, daß er früher oder später krank wird, weil er seinen Körper überfordert oder ihm die nötige Nahrung und eine ebenso wichtige Regenerationszeit nicht zukommen läßt.
Bei Hildegard lesen wir auch, daß Gott es liebt, wenn der Mensch in allen Dingen das rechte Maß hält.

Reinigung des Organismus: der Aderlaß

Anschließend - in der Reihenfolge des Ablaufs von Verdauung und Stoffwechsel als logische Konsequenz - beschreibt Hildegard die Reinigung des Organismus von den Schlackenstoffen, die durch die Ernährung und die intrazelluläre Verdauungsarbeit anfallen und als Schleim in den Gefäßen zurückbleiben. Die Gefäße können von diesem anfallenden, schädlichen Schleim und dem durch die Verdauung gelieferten Saft durch einen Einschnitt gereinigt werden: Durch einen Aderlaß. Dies beschreibt Hildegard mit folgenden Worten:

»... Sind bei einem Menschen die Gefäße mit Blut gefüllt, so müssen sie von dem schädlichen Schleim und dem durch die Verdauung gelieferten Saft durch einen Einschnitt gereinigt werden.
Wird bei einem Menschen ein Gefäß angeschnitten, so erleidet das Blut, wie durch einen plötzlichen Schrecken, eine Erschütterung, und was dann zuerst austritt, ist Blut, und fauliges und zersetztes Blut fließen gleichzeitig mit ab. Daher kommt es, daß das, was jetzt ausfließt, verschieden gefärbt ist, weil es aus Fäulnis und Blut besteht. Sobald die Fäulnis mit dem Blut ausgeflossen ist, kommt reines Blut heraus, und dann muß man mit der Blutentziehung aufhören...«

In der Fortsetzung beschreibt Hildegard die Blutmenge, die bei einem Aderlaß genommen werden soll, die verschiedenen Adern, die zu einem Aderlaß herangezogen werden können, und die äußeren Bedingungen, die für einen Aderlaß nötig sind, damit er seine reinigende Wirkung hat; des weiteren, wie oft man zur Ader lassen und wie man sich nach einem Aderlaß verhalten soll, damit dem Körper daraus kein Schaden entsteht.
Der Aderlaß ist bei Hildegard keine »Kann-Bestimmung«, sondern ein »Muß«. Dazu folgender Wortlaut:

»Sind bei einem Menschen die Gefäße mit Blut gefüllt, so

müssen sie von dem schädlichen Schleim und dem durch die Verdauung gelieferten Saft durch einen Einschnitt gereinigt werden...«

Der Aderlaß ist also ein Eingriff, der unseren Körper mehr von belastenden Giftstoffen befreit als er uns etwa lebensnotwendiges Blut entziehen könnte.

Jeder, der ißt und trinkt, hat diese von Hildegard beschriebenen Schlacken in seinen Adern. Sie sind neben einer vielfach praktizierten unnatürlichen Lebensweise (Mißachtung des Tag-Nacht-Rhythmus), denaturierten Lebensmitteln, unangemessener Ernährung sowie anderen schädigenden äußeren Einflüssen für viele Wohlstands- und Zivilisationskrankheiten verantwortlich.
Wenn wir die Adern eines Sklerotikers betrachten, werden wir feststellen, daß diese mit einer weißen, glänzenden Schicht ausgekleidet sind. Hier vermute ich den »schädigenden Schleim«, den Hildegard in ihrem Kapitel »Über den Aderlaß« anspricht.
Wenn man schon beizeiten mit dem Aderlaß beginnt (ab dem 30. bis zum 50. Lebensjahr 1-2mal jährlich), ist das vermutlich neben einer gesunden Ernährung und einer ebensolchen Lebensweise die beste Vorsorge gegen »Verkalkungserscheinungen« - oder vielleicht treffender »Verschleimungserscheinungen« - im Alter.

Der Schlaf

Die »zweite Nahrung« für den Menschen

Nicht nur eine gesunde Ernährung und die notwendige Entschlackung sind zur Erhaltung der Gesundheit wichtig. Ebenso entscheidende Wirkung haben eine den natürlichen Rhythmen angeglichene Lebensweise, ein lebendiges Verhältnis zu Gott und ausreichend Schlaf.
Welche Bereiche des Körpers sich außer dem Nervenkostüm noch von den Strapazen des Tages erholen, erfahren wir bei Hildegard:

»Von Adams Schlaf.
Bevor Adam Gottes Gebot übertreten hatte, wurde ihm ein tiefer Schlaf eingeflößt und die Nahrung nur gezeigt. Nach dem Sündenfall aber wurde sein Fleisch so schwach und hinfällig, wie das Fleisch eines Toten in seiner Vergänglichkeit gegenüber dem eines lebendigen Menschen ist. Von da ab aber wurde er durch den Schlaf erquickt, so wie er durch die Nahrung neu belegt wurde. So ergeht es jetzt allen Menschen. Denn wie das Fleisch des Menschen durch die Nahrung wächst, so auch sein Mark durch den Schlaf.«

Der Mensch wird also auf zweifache Weise »ernährt«: Einmal durch die Nahrung, die er zu sich nimmt, zum anderen durch den Schlaf.

»Vom Schlaf.
... So also besitzt die Seele, wenn der Mensch schläft, mehr innere Wärme, wie wenn er wacht, weil, wenn der Mensch wacht, sein Mark dünn, schlüpfrig und unruhig wird und er deswegen schläft. Im Schlafe aber erwärmt sich sein Mark, weil es dann zunimmt, fett wird und wieder ganz heiter.«

Besonders das Mark braucht also den Schlaf, um sich wieder zu erholen und zu kräftigen. Bei allen Erkrankungen des Knochenmarkes und in der Folge bei allen Anomalitäten des Blutbildes ist daher auf genügend Schlaf und auf einen von »Elektro-Smog« und anderen negativen Einflüssen freien Schlafplatz besonderer Wert zu legen, weil der Schlaf sonst nicht erholsam ist und sich das Mark nicht genügend regenerieren kann.
Was passiert, wenn man zu wenig Schlaf hat, weiß jeder, der eine Nacht durchwacht hat. Hildegard beschreibt diesen Zustand und geht auch auf die Ursache der Müdigkeit ein:

»... Daher wird, wenn das Mark des Menschen entweder durch Arbeit müde geworden oder durch Nachtwachen erschöpft ist, der Mensch vom Schlaf überwältigt und schläft leicht ein, gleichgültig, ob er steht oder sitzt oder liegt, weil seine Seele bei ihm das Bedürfnis ihres Leibes fühlt.«

Wieder ist es die Seele, die auf ihren Körper achtet, damit er nicht zu Schaden kommt.

Wie wichtig für den Menschen das Mark ist und welche Aufgaben es im Körper zu erfüllen hat, ersehen wir aus folgenden Aussagen Hildegards:

»... Das Mark in den Knochen des Menschen bildet die

Grundfeste für seinen ganzen Körper. Dieses Mark ist ziemlich fest, fließt nicht auseinander und besitzt in den Knochen des Menschen so große Kraft und Stärke wie das Herz im übrigen Körper. Dabei brennt es mit gewaltiger Wärme, der Art, daß seine Wärme die Wärme des Feuers übertrifft. Denn Feuer kann ausgelöscht werden, das Feuer des Marks aber wird, solange der Mensch lebt, nicht ausgelöscht. Mit seiner Wärme und seinem Schweiß durchdringt es die Knochen wie auch den gesamten Körper des Menschen.«

»Über die Kräfte des Markes.
Die Wärme des Feuers im Mark verhält sich nämlich wie das Feuer in einem Stein und hat drei Kräfte zu eigen:

- *Mit der einen Kraft entzündet es das Blut, damit es fließen kann,*
- *die andere läßt in verschiedener Weise zeitweilig, sowohl beim Mann als auch bei der Frau, Blut austreten,*
- *die dritte aber erzeugt den brennenden und süßen Genuß und den sich mühenden und brennenden Sturm des süßesten Zeugungstriebes.«*

Das Mark hat demnach einen entscheidenden Einfluß:
1. auf den Wärmehaushalt des Körpers,
2. auf die Blutbildung,
3. auf den Geschlechtstrieb.

Es wird gekräftigt:
1. durch genügend Schlaf,
2. durch bekömmliche Mahlzeiten und Getränke.

Es kann geschädigt werden:
1. durch einen ungeregelten Schlaf (Freizeitverhalten, Schichtarbeit o. ä.),

2. durch eine mangelhafte Ernährung (zu wenig Nahrung, falsche Ernährung u. a.).

»Von der richtigen Wärme des Markes.
Wie die Sonne der Erde ihre Wärme liefert, so versorgt auch das Mark des Menschen den ganzen Körper mit Wärme; der starke Wind aber, der wie eine Luft vom Magen ausgeht, kühlt das Feuer des Markes etwas ab, und die Feuchtigkeit, die wie ein Tau aus der Blase hervorkommt, betaut das Feuer und befeuchtet es…
… Wie aber die Schrecken der Unwetter und Hagelschläge die Luft durcheinanderbringen,… erregen auch allerlei Speisen manchmal den Magen so, daß er unter ihrem Einfluß der Wärme des Markes die richtige Abkühlung nicht zusenden kann und so das Mark mehr zu Stürmen und Aufwallung erregt wie zur richtigen Wärme.«

Die Wärme des Marks gerät durch eine übermäßige und falsche Ernährung außer Kontrolle. Den Menschen kann das schädigen, wie wir auch im Abschnitt über die Unmäßigkeit lesen können:

»… Denn wenn ein Mensch allerlei Fleisch und übermäßig heiße und besonders wohlschmeckende Speisen ohne Wahl und Ordnung zu sich nimmt, versetzt deren Saft den Saft des Markes in eine schädliche Aufregung, so daß dieser (Saft) sich in Lustbegierde erhebt… Der Saft der Fleischspeisen besitzt nämlich eine gewisse Gemeinschaft mit dem Saft des Fleisches des Menschen und flößt seinem Mark leicht die Begierde nach Lust ein.… ebenso trocknet starker und edler Wein die Kraft der Blase des Menschen aus, so daß diese seinem Mark nicht die rechte Lebensfrische liefern kann.«

Auch im »liber vitae meritorum« finden wir Hinweise auf die Schädlichkeit der Überernährung, und zwar beim Laster der »Schlemmerei«. Hier besteht eine Brücke zwischen dem medizinischen und dem religiösen Aspekt der Ernährung. Ein Zuviel an Nahrungsmitteln ist nicht nur für den Körper, sondern auch für das seelische Gleichgewicht und die positiven Eigenschaften im Menschen - die Tugenden - von Nachteil, wie wir bei Hildegard hören:

»... Der Teufel weiß ja nur zu gut, daß der Mensch seiner Nahrung nicht entbehren kann, daß er aber auch die Gebote Gottes beachten soll. Daher überredet er ihn von Anfang an, er möge nur ruhig Gottes Gebote für Speise und Trank überschreiten, um ihn auf diese Weise später um so leichter täuschen zu können...
... Die Enthaltsamkeit an Nahrung läßt nämlich die Wollust gar nicht aufkommen (weil das Mark nicht in diese schädlichen Stürme versetzt wird), indes ein voller Bauch sie rasch vollendet. Daher soll ein Mensch, der Gott dienen will, die Gefräßigkeit fliehen und seinen Bauch vor ihr im Zaume halten...«

Krankheiten durch falsche Ernährung

Wir haben zunächst verschiedene Hinweise über die richtige Ernährung sowie zur Erhaltung der Gesundheit gehört und wollen uns nun den Krankheiten zuwenden, die wir uns umgekehrt durch eine falsche Ernährung, eine falsche Lebensweise und durch Fehlsteuerungen oder Erkrankungen im Verdauungstrakt zuziehen können.

Dazu finden wir in Hildegards »Causae et curae« zahlreiche Aussagen, die nahezu alle Bereich des Körpers betreffen.

Mangelkrankheiten wie zum Beispiel Hypo- und Avitaminosen oder Erkrankungen, die auf eine qualitativ und quantitativ ungenügende Ernährung zurückzuführen sind, sowie angeborene Erkrankungen werden nicht berücksichtigt. Die Auflistung beschränkt sich lediglich auf die von Hildegard zu diesem Themenbereich getroffenen Aussagen.

1. Kopfschmerz

kann durch Obst- und Gemüsesäfte und den in frischen Kräutern enthaltenen Saft verursacht werden, wenn sie ohne Zugabe von Brot gegessen oder getrunken werden.

2. Schwerhörigkeit

»Erkrankt bei einem Menschen der Magen, dann verbreitet sich von ihm aus zuweilen ein Phlegma bis in seinen Kopf, befällt auch die Ohren und beeinträchtigt das Gehör des Menschen…«

Wann aber wird der Magen krank?

3. Magenbeschwerden

»… Wenn aber manche Menschen zuweilen irgendwelche Speisen in übermäßiger Menge genossen haben, das heißt, rohe und ungekochte oder halbgekochte und besonders und außergewöhnlich fette und schwere oder auch saftlose und trockene, dann können manchmal das Herz, die Leber und die Lunge und die andere Wärme, die im Menschen ist, dem Magen nicht mit so viel und so starkem Feuer beispringen, daß diese Speisen gekocht werden (können).«

4. Leibschmerz

»… Denn aus dem Magenschmerz entsteht der Schmerz in der Seite, und aus dem Seitenweh geht der Schmerz in den Därmen hervor.«

5. Nierenschmerz

»… Wenn aber ein Mensch an ihnen Schmerzen empfindet, so kommt das von der Schwäche des Magens her.«

6. Inkontinenz

Hildegard kennt eine ganz enge Verbindung zwischen Magen, Niere und Blase. Auch die Inkontinenz oder das Harnträufeln ist die Folge einer falschen Ernährung und eines durch kalte Getränke und kalte Mahlzeiten abgekühlten Magens.

7. Erkrankungen der Milz

entstehen durch die schlechten Säfte in verschiedenen schädlichen Nahrungsmitteln (z.B. Nahrungsgifte, zu viel Rohkost...) und Getränken (z.B. gepanschter Wein...).

8. Milzschmerz, Milzschwellung

»... So steigen die schlechten Säfte aus den Speisen, die eigentlich auf dem Feuer oder mit irgendeiner Würze, wie Salz oder Essig, hätten zubereitet und geschreckt werden müssen und nicht zubereitet und geschreckt sind, zur Milz auf und verwandeln diese in eine schmerzhafte Geschwulst.«

9. Herz- und Kreislauferkrankungen

Die meisten Herz- und Kreislauferkrankungen, die besonders häufig in Industriestaaten auftreten, können auf folgenden Wirkkreis zurückgeführt werden: Falsche und zu reichliche Ernährung, Unterlassung der Ausleitung der Giftstoffe, Ansammlung und Anhäufung der Giftstoffe, Erkrankung einzelner Organe, weitere Anhäufung von Giftstoffen, Belastung von Herz und Kreislauf... Am Schluß dieser Ursachenkette stehen häufig Herz- und Gefäßerkrankungen. Diese sind mittlerweile Todesursache Nr. 1 in den Industriestaaten. Der einzige Weg zu einer gesünderen Lebensweise ist der Weg »in die Wüste«: Weg vom übermäßigen Verbrauch, hin zu einer einfachen, aber be-

kömmlichen Ernährung und Lebensführung. Weg von der Masse, hin zur Qualität.
Der Mensch lebt nicht, um zu essen, sondern er ißt, um zu leben!

10. Herzschmerzen

Die schlechten Säfte aus den Nahrungsmitteln wandern zur Milz und zum Herzen und verursachen dort Schmerzen.

11. Gelenkerkrankungen

Die Leber erzeugt Schutzstoffe für die Gelenke. Wird sie durch schädliche Stoffe aus den Nahrungsmitteln zu sehr belastet, können die Schutzstoffe nicht mehr gebildet werden, und in der Folge können Gelenkerkrankungen auftreten.

12. Schluckauf

»... Auch der Schmerz, welcher der Schlucken (Schluckauf) genannt wird, entsteht aus der Kälte des Magens. Diese Kälte wird um die Leber herumgeleitet und um die Lunge herum ausgespannt, so daß auch die Kräfte des Herzens in Bewegung geraten, wie wenn ein Mensch vor Kälte zittert und seine Zähne bei diesem Zittern knirschen. So hat der Mensch den Schlucken mit dem Ton seiner Stimme.«

13. Großzehengicht, sklerotische Veränderungen an den Gelenken (Podagra)

Die schlechten Säfte aus der Nahrung sinken zu den Füßen und verursachen dort heftige Schmerzen.
Frauen sind von diesen äußerst schmerzhaften Erscheinungen zwar auch betroffen, aber weitgehend verschont. Das verdanken sie der Tatsache, daß ein Teil dieser peinigenden Giftstoffe durch die monatliche Reinigung aus dem Körper entfernt wird.
Das Blatt wendet sich jedoch, wenn die monatliche Reinigung abnimmt und schließlich ausbleibt oder wenn die Gebärmutter durch einen operativen Eingriff entfernt wurde und die monatliche Reinigung aus diesem Grund nicht mehr ablaufen kann. Dann tritt dieser Entgiftungsmechanismus außer Kraft. Für diese Frauen ist der Aderlaß ein Weg, die Giftstoffe aus dem Körper zu transportieren.

14. Offene Geschwüre und Eiterungen

»... *Die schädlichen Säfte begeben sich zu irgendeiner Körperstelle oder zu den Beinen oder zu den Füßen, dort durchbohren sie mit der Schärfe ihres Übermaßes die Haut und fließen langsam aus. Und weil sie beim Menschen ständig zunehmen, lassen sie durch das anhaltende Ausfließen nicht zu, daß die Haut heilen kann.*«
Daß sich diese Erkrankung nicht nur wohlhabende »Leckermäuler« zuziehen können, erfahren wir aus dem folgenden Abschnitt:
»... *Aber auch arme Leute, die körperlich gesund sind und dieselbe Anlage zur Gefräßigkeit besitzen, auserwählte Speisen und Getränke aber nicht dauernd haben können, können sich in drei, zwei, ja sogar schon in einer Woche die eben beschriebenen Krankheiten (wachsiges, dickes Blut, offene Geschwüre)*

dadurch zuziehen, daß sie die ihnen zugänglichen Speisen in ungeregelter Weise durch den Schlund gehen lassen. Man kann dies sogar schon bei jungen Leuten und Kindern beobachten. Denn vom Fleischessen, von mancherlei Milch und vom starken Wein kommt diese Krankheit oft genug, nicht aber vom Brot, auch nicht von Gemüse und auch nicht vom Bier.«

»In ungeregelter Weise« bedeutet, daß mit Menge und Häufigkeit der Nahrungsaufnahme das rechte Maß überschritten und daß die Feinstofflichkeit der Nahrungsmittel nicht beachtet wurde.

Um sich vor Krankheiten zu schützen, sollte man auf eine einfache, aber dennoch bekömmliche Ernährung bedacht sein.

Umstellung der Ernährung

Für viele wird eine Umstellung ihrer bisherigen Ernährung und ihrer bisherigen Koch- und Eßgewohnheiten auf die Hildegard-Küche scheinbar unlösbare Probleme aufweisen.
Aber: »Nicht alles wird so heiß gegessen, wie es gekocht wird.« Das ist ein altes Sprichwort, das sich auch in diesem Fall bewahrheiten kann, wenn man seinen gesunden Menschenverstand einsetzt.

Eine Umstellung der Ernährung ist in den seltensten Fällen von einem Tag auf den anderen erreicht, sondern wird in der Regel schrittweise vollzogen.
Dazu kann man folgende Reihenfolge und Hinweise als Orientierungshilfe betrachten:

1. Alle Nahrungsgifte meiden

Das Meiden der Nahrungsgifte ist wohl einer der wichtigsten Punkte bei der Umstellung der Ernährung. Denn wenn ich mich einigermaßen gesund ernähren will, muß ich schon bei der Auswahl der Nahrungsmittel dafür sorgen, daß keine schädigenden Gifte in der täglichen Nahrung aufgenommen werden (Erdbeere, Pfirsich, Zwetschge, Lauch, Linse, Heidelbeere, Aal, Schweinefleisch). Das ist m.E. mit der wichtigste Punkt in der Umstellung der Ernährung. Wenn ich die Nahrungsgifte meide, dann muß ich mich wohl oder übel um andere, verträglichere Nahrungsmittel kümmern und mich mit meiner Ernährung auf diese neuen Zutaten einstellen.

Eine Umstellung der täglichen Ernährung hat so in gewisser Weise eine logische Abfolge, die wir auch bei den Zehn Geboten feststellen können. Wenn das erste Gebot – hier der erste Hinweis – beachtet und befolgt wird, dann ergibt sich die Befolgung der folgenden Gebote oder Hinweise fast zwangsläufig, weil sie aus der Beachtung des ersten Gebotes entspringen.

2. Zunächst alle Getreidearten durch Dinkel ersetzen

Anfangs sollten alle Getreidearten durch Dinkel ersetzt werden. Wenn man in der Unterscheidung der Wirkung der einzelnen Getreidearten auf den Organismus sicherer geworden ist, dann darf auch auf die anderen Getreidearten zurückgegriffen werden, z. B.: Beim Backen kann das Dinkelmehl auch durch Weizenvollkornmehl ausgetauscht werden, Gesunde dürfen Haferflocken essen usw.

Wer bisher nur mit Auszugsmehl gekocht und gebacken hat, der soll in dieser Phase der Nahrungsumstellung auch bei Dinkel das Auszugsmehl (etwa Type 812) verwenden, weil viele Menschen, besonders ältere, die Umstellung von Auszugsmehl auf Vollkornmehl nicht ganz reibungslos verkraften. Nach einer gewissen Zeit der Gewöhnung kann dann dem Dinkel-Weißmehl etwas feingemahlener Dinkel-Schrot beigemischt werden. Die Menge Schrot kann so nach und nach erhöht werden, bis zuletzt nur noch mit Dinkel-Schrot gekocht wird.

Bei alten Menschen rate ich in der Regel von einer Umstellung auf Vollkornprodukte ab, wenn bisher mit Auszugsmehl gekocht wurde, weil der Verdauungstrakt alter Menschen diese Umstellung nicht mehr bewältigen kann. Hier ist das Dinkel-Auszugsmehl die beste Möglichkeit für eine gesunde Ernährung.

3. Einsatz der bei Hildegard beschriebenen Gewürze

Parallel zur Verwendung des Dinkels und der Umstellung auf Dinkelmehl und Dinkel-Vollkorn-Schrot können jetzt bereits schrittweise die Gewürze in der bei Hildegard angegebenen Weise in die tägliche Küche mit aufgenommen werden (Bertram, Galgant, Beifuß, Zimt, Muskatnuß, Quendel, Ysop, Süßholz). Natürlich dauert es etwas, bis man über die genaue Verwendung der einzelnen Gewürze Bescheid weiß und die Würzkraft abschätzen kann, doch soll man sich auch von etwaigen »Fehlgriffen« in das Gewürzregel nicht entmutigen lassen und wenn das Essen nicht so schmeckt, wie man es sich vorgestellt hat. Auch das Würzen mit neuen und bisher unbekannten Gewürzen will gelernt sein!
»Auch ein Weg von 1000 Meilen fängt mit ein paar Schritten an.« Doch es sind keine 1000 Meilen, und es dauert auch keine 1000 Tage, bis man mit den Gewürzen

Hildegards schmackhafte, bekömmliche und gesunde Speisen auf den Tisch zaubern kann.

4. Reduzierung oder Angleichung der täglichen Nahrungsmenge auf das für den Körper optimale Maß

Hierzu gibt es verschiedene Einsparungsmöglichkeiten:

Die Reduzierung der Würz- oder Hilfsmittel wie Eier, Zucker und Fett in den täglichen Mahlzeiten

In der Mehrzahl der Fälle sind in den gebräuchlichen Kochrezepten zu viel Zucker, Fett und Eier angegeben. Diese Mengenangaben lassen sich oft ohne weiteres ganz erheblich vermindern, ohne die Schmackhaftigkeit des Gerichtes negativ zu beeinflussen.

Die Reduzierung der Nahrungsmenge pro Mahlzeit

Ein altes Sprichwort sagt, daß man dann mit dem Essen aufhören soll, wenn es gerade am besten schmeckt. Darin liegt sehr viel Wahrheit.
Gott hat jedem Menschen sein Maß (discretio) gegeben. Es liegt an uns, dieses Maß, das sehr oft überschritten wird, wieder zu finden und auch einzuhalten. So werden auch die gesunden Mahlzeiten, die nun schon auf den Tisch gezaubert werden, eine noch heilsamere Wirkung auf unseren Körper haben.
Zu Beginn wurde bereits auf viele Stellen verwiesen, bei denen ein »Zuviel« an Nahrung den Menschen krank machen kann. Eine Reduzierung der Nahrungsmenge wirkt

der Entstehung dieser eingangs beschriebenen Krankheiten entgegen.

5. Beachtung der Hinweise Hildegards für eine gesunde Verhaltensweise bei der Nahrungsaufnahme

Der nächste und in der Reihenfolge zwingende Schritt bei einer Umstellung der Ernährung wird sein, daß man die Hinweise, die Hildegard über
- die Aufnahme der Nahrung im Sommer und im Winter,
- über die Einnahme des Frühstücks,
- über die beste Zeit für das Abendessen,
- über die Auswahl und Menge des Getränkes u.ä.

gibt, beachtet.

Und hier noch ein paar Hinweise für die Umstellung der Ernährung in der Familie, wenn man dabei nicht auf erbitterten Widerstand stoßen will:

1. Fallen Sie nicht mit der Tür ins Haus.

Manche Frauen klagen ihr Leid, daß die Familienmitglieder ihre neue »gesunde Kost« nicht essen wollen. Zu einem nicht unerheblichen Teil sind sie aber an dieser Reaktion ihrer Familienmitglieder selbst schuld:
Häufig wird die »neue Kost« schon Tage vorher angekündigt. Das erregt zwangsläufig den Widerspruchsgeist der Kinder und des Ehegatten, die sich um ihre bisherige, gewohnt schmackhafte Kost »betrogen« fühlen. So werden alle Bemühungen der Hausfrau, die um eine gesunde Er-

nährung der Familie bemüht ist, von vorneherein abgeblockt – um nicht zu sagen, im Keime erstickt –, noch bevor die gesunde Kost auf den Tisch gelangen konnte. Auch unmittelbar vor dem Servieren der »gesunden Mahlzeit« sollte noch der Mantel des Schweigens über das gesunde Essen gebreitet bleiben, und selbst nachdem die Mahlzeit schon verzehrt ist, wird die kluge Hausfrau sich in Schweigen hüllen, um keinen »Verdacht« zu erregen. Oft genügt es, wenn nach Tagen oder Wochen der schon im Gange befindlichen Umstellung beiläufig erwähnt wird, daß diese oder jene Mahlzeit aus Dinkelmehl zubereitet wurde oder daß gerade dieses Gewürz den besonders guten Geschmack bewirkte. Eine Enthüllung des Geheimnisses ist aber erst ratsam, wenn kein Widerstand mehr zu erwarten ist.

Auch hier kommt ein altes Sprichwort – mit einer kleinen Ergänzung – wieder zu seinem Recht:
»Reden ist Silber, Schweigen und Handeln ist Gold.«
Für die Familienmitglieder gilt: »Was ich nicht weiß, macht mich nicht heiß.«

2. Ersetzen Sie die bisher verwendeten, aber im Sinne Hildegards schlechten Nahrungsmittel nach und nach durch im Sinne Hildegards positiv wirkende Nahrungsmittel.

- Hier beginnt man in der Regel damit, daß man das bei Hildegard sehr schlecht bewertete Weizenauszugsmehl durch feines Dinkelauszugsmehl ersetzt. Die Familie merkt davon nichts, außer daß die Mehlspeisen jetzt würziger und feiner schmecken.
  Weizenauszugsmehl kann ganz unproblematisch durch Dinkelfeinmehl ersetzt werden. Dieser »fliegende Wechsel« wird in der Regel ohne Protest hingenommen.

Wenn in Rezepten Weizenauszugsmehl angegeben ist, so kann dies direkt durch Dinkelauszugsmehl ausgetauscht werden, ohne daß die Mahlzeit darunter leidet. Ganz im Gegenteil, das Gericht schmeckt feiner und würziger.

- Als nächstes beginnt man, die Marmeladen zu »wechseln«.
  Erdbeer-, Heidelbeer- und Pfirsichmarmelade wechselt mit Himbeer, Kornelkirsch- und Brombeermarmelade. Zwetschgenmarmelade wird durch Mispelmarmelade ersetzt, die mit Rohrzucker eingekocht wurde, so daß sich ein zum Verwechseln ähnliches Aussehen und ein beinahe ebensolcher Geschmack ergibt.
- Schweinefleisch wird langsam, aber sicher durch Rind-, Hirsch-, Reh- und Schaffleisch ausgetauscht,
- Butter anstelle von Margarine verwenden,
- Haferflocken wechseln mit Dinkelflocken,
- Lauch wechselt mit Gemüsefenchel,
- Wal-, Hasel- und Erdnüsse wechseln mit Mandeln und Edelkastanien,
- Erbsen und Linsen wechseln mit Bohnen und Kichererbsen,
- Gartenspinat wechselt mit Brennesselspinat,
- Leinsamen wird durch Flohsamen ersetzt usw.

Und noch ein paar Hinweise:

- Seien Sie bei der Umstellung der Nahrung nicht zu pedantisch!
  Wenn Kinder nach den Mahlzeiten etwas Schokolade essen wollen, verweigern Sie diesen Wunsch nicht grundsätzlich. Vor dem Essen hat Schokolade allerdings keinen Platz, denn Kinder essen viel besser, wenn sie etwas

hungrig sind, wie wir aus eigener Erfahrung wissen. Daher den Hunger nicht schon vor dem Essen vertreiben.

- Der Hausfrieden ist wichtiger als gesundes Essen um jeden Preis!
- Bei der Umstellung der Ernährung wird es immer wieder zu Kompromissen kommen. Diese geht man leichter an, wenn man weiß, daß zwei gute Mahlzeiten eine schlechte leicht ausgleichen können, wie wir bei Hildegard lesen. Dazu soll man sich auch immer wieder folgenden Spruch vor Augen halten, der etwas helfen kann, über Ernährungsfehler hinwegzublicken:
  »Der Mensch lebt nicht, um zu essen, sondern er ißt, um zu leben.«

Das Leben selbst ist ein ungleich höheres Gut als die tägliche Mahlzeit.

Auswahl der Nahrungsmittel

1. Nur natürlich gereifte Nahrungsmittel in der Küche verwenden

Bei der Auswahl der Nahrungsmittel sollte man vermehrt darauf achten, natürlich gereiftes Obst, Gemüse und Getreide zu verwenden, weil bei einer vorzeitigen Ernte lediglich eine sogenannte Notreife eintritt. Durch die verfrühte Ernte wird die feinstoffliche Versorgung der Frucht durch die Mutterpflanze abgebrochen, so daß in der Frucht ein Mangel an feinstofflicher Energie auftritt.
Dieser Hinweis gilt auch für den Grünkern. Dinkel, der in der Milchreife geerntet und anschließend über Buchenholzrauch gedarrt wird, wird als Grünkern bezeichnet. Auch er wird vor seiner natürlichen Reife geerntet.

2. Ökologisch erzeugte Nahrungsmittel bevorzugen

Beim Kauf von Getreide, Früchten, Gemüse und auch von Fleisch sollten wir stets darauf achten, daß wir Produkten aus kontrolliert biologischem Anbau den Vorzug geben. Diese Nahrungsmittel werden umweltschonender und gesünder erzeugt, weil auf den Einsatz chemischer Spritz- und Düngemittel verzichtet wurde. Die Spritzmittel können ins Grundwasser gelangen und dadurch unser Wasser vergiften. Durch die umweltschonende und chemiefreie Erzeugung haben sie eine höhere Wertigkeit.

3. Nahrungsmittel aus dem eigenen Umfeld bevorzugen

Wenn wir ökologisch erzeugte Nahrungsmittel kaufen, so müssen wir schließlich auch auf andere Weise ökologisch bzw. ökonomisch denken. Es ist heute Mode, Nahrungsmittel aus fernen Ländern den Produkten aus dem eigenen Land vorzuziehen. Wir sollten umdenken und Nahrungsmitteln aus unserer Umgebung den Vorzug geben. Zum einen entfällt der weite Transport, der unsere Umwelt sehr stark belastet, zum anderen kann ich mich als Verbraucher mit dem Erzeuger direkt in Verbindung setzen. In manchen Gegenden haben sich Verbraucher zusammengeschlossen und kaufen regelmäßig die Erzeugnisse der umliegenden Biobauern in größeren Mengen ein.
Diese »Gemüse- und Fleischabos« haben den Vorteil, daß man stets frische, ökologisch erzeugte Nahrungsmittel auf dem Tisch hat. Dem Bauern garantieren sie zudem einen geregelten Absatz seiner Produkte und eine bessere Überschaubarkeit seiner Produktion.
So kann man auch als Verbraucher erreichen, daß durch eigene Nachfrage Nahrungsmittel produziert und angeboten werden, deren Absatz für den Bauern sonst zu ungewiß wäre. Es kann eine »Symbiose« zwischen Erzeugern und Verbrauchern entstehen, von der letztendlich beide ihren Nutzen haben, nicht zuletzt auch unsere Umwelt.

4. Die Nahrungsmittel der Jahreszeit anpassen

Betrachten wir den Jahreszeitenwandel, dann können wir unschwer erkennen, daß die Natur im Winter keine frischen Nahrungsmittel anbietet. Wir sollten daher unsere

Ernährungsweise den Gegebenheiten der Natur anpassen und im Sommer frisches Obst und Gemüse aus dem Garten oder vom Bauern verwenden. Im Winter bieten sich heimisches Lagerobst und Lagergemüse zum Verzehr an. Aus sowohl ökonomischer wie ökologischer Überlegung heraus kann man im Winter auf importierte Frischwaren verzichten, weil der Vitamin- und Mineralstoffbedarf durch einheimische Erzeugnisse gedeckt werden kann.

Die Nahrungsmittel

Nahrungsgifte

Bevor wir die in der Hildegard-Küche gebräuchlichen Nahrungsmittel kennenlernen, noch eine kleine Warnung im voraus. Hildegard kennt bzw. beschreibt verschiedene Nahrungsmittel, die bei uns durchaus gebräuchlich und schmackhaft sind und auf den ersten Blick ganz harmlos aussehen. Betrachtet man aber ihre Beschreibung im Hildegard-Text und dann auch ihre Wirkung auf den Körper in der Praxis, wird man feststellen, daß sie eine schädliche Wirkung auf den gesamten Organismus und das Stoffwechselgeschehen ausüben und aus diesem Grund eigentlich aus unserem Speisezettel gestrichen werden sollten. Diese Nahrungsmittel sind hier der Übersichtlichkeit halber zusammengefaßt.
Ob roh, gekocht, gebacken, gebraten, gedünstet oder zusammen mit anderen Nahrungsmitteln beeinträchtigen sie die Gesundheit des Menschen, da sie Schleime, schlechte Säfte usw. hervorbringen bzw. latente Krankheitsanlagen aktivieren können und somit eine Quelle für Krankheiten darstellen.

Gesunde wie kranke Menschen sollten diese Nahrungsmittel daher in jeglicher Form meiden.

Aal

»Der Aal stammt von der warmen Luft, und sein Fleisch ist etwas unrein, und es ist für den Menschen nicht gesund zu essen, wie das der Schweine. Aber doch schadet es dem Gesunden nicht sehr. Die Kranken aber schüttelt es in allen schlechten Säften und in ihren Krankheiten, und die es essen, macht es bitter im Geist und schlau und mißtrauisch…«

Auch Aal gehört in die Gruppe der Nahrungsgifte, weil sein Verzehr gesunde wie kranke Menschen schädigt. Wir können den Aal auch als »das Schwein der Flüsse« bezeichnen, weil sein Fleisch eine ähnliche Wirkung auf den Körper hat wie das Schweinefleisch. Interessanterweise beschreibt Hildegard, daß der gegessene Aal auch seelische Eigenschaften des Menschen beeinflußt: »… macht es bitter im Geist…« Wer schon an Verbitterung, Jähzorn o.ä. leidet, soll auf Aal in jeder Form verzichten, weil er dadurch seinen seelischen Zustand nur noch verschlimmern würde.

Vor allem der hohe Fettgehalt des Aales – und damit verbunden die hohe Belastung mit Pestiziden und Quecksilber – sollten Einschränkungen notwendig machen.

Erdbeere

»Das Kraut, an dem die Erdbeeren entstehen, ist mehr warm als kalt…
Auch die Früchte, die Erdbeeren, verursachen gleichsam einen Schleim im Menschen, wenn er sie ißt, und sie taugen weder dem gesunden noch dem kranken Menschen zum Essen, weil

sie nahe an der Erde wachsen und weil sie sogar in fauliger Luft wachsen.«

Der Verzehr von Erdbeeren kann Erkrankungen des lymphatischen Systems im Kopf-, Brust- und Bauchbereich hervorrufen. Vor allem wurden Mittelohrentzündung, Mandelentzündung, Katarrh, Neben- und Stirnhöhlenentzündung, Bronchitis mit starker Verschleimung und in vereinzelten Fällen Reizungen des Blinddarms (Appendix) als Folgen von Erdbeergenuß beobachtet.

Vielfach blühen auch allergisch bedingte Hauterscheinungen nach dem Genuß von frischen Erdbeeren, seien es Walderdbeeren oder die Erdbeerfrüchte aus Kulturen, sowie von Fertigprodukten, in denen Erdbeeren verarbeitet sind, wieder auf. Auch diese Fertigprodukte wie Erdbeermarmelade, Erdbeersaft, Erdbeereis, Erdbeerjoghurt u.ä. sind zu meiden.

Heidelbeere

»Das Kraut, an dem Waldbeeren entstehen, die auch Heidelbeeren (Schwarzbeeren) genannt werden, weil sie nämlich schwarz sind, hat große Kälte in sich, nämlich, wenn die Kälte schon etwas der Wärme weicht, so daß schon aus der Erde und den Steinen der kalte Saft mehr schadet als nützt. Für Heilmittel taugt es nicht, die Frucht aber schadet dem, der sie ißt, so daß sie die Gicht in ihm hervorruft.«

Sowohl die wilden als auch die Kulturheidelbeeren können im Menschen die Gicht hervorrufen. Bei verschiedenen Patientinnen konnte ich zudem eine mögliche Verbindung zwischen dem Genuß von Heidelbeeren und dem verstärkten Auftreten von Migräne feststellen.

Vorsicht!
Insbesondere bei selbst gesuchten, ungekochten Heidelbeeren ist lebensbedrohlicher Fuchsbandwurmbefall möglich.

Lachs

»Der Lachs stammt mehr von der kalten als von der warmen Luft, und er tummelt sich mehr in der Nacht als am Tage…
… und er ist weich und schwach, und er ist für keinen Menschen gut zu essen, weil er alle üblen Säfte erregt, die im Menschen sind.«

Bei den Nahrungsmitteln ist nicht unbedingt gewährleistet, daß das, was teuer ist, auch für die Gesundheit des Menschen gut und heilsam sein muß.
Im Lachs als Nahrungsgift ist aber auch ein Heilmittel versteckt, und zwar in den Gräten – Hildegard schreibt »in den Knochen«.
Dieses Lachsgrätenpulver wird mit geröstetem Salz versetzt und abends auf »kranke und schwache Zähne gestrichen«. Dieses Pulver soll das Fleisch um die Zähne reinigen und heilen.

Linse

»Die Linse ist kalt und vermehrt, gegessen, weder das Mark des Menschen noch das Blut noch sein Fleisch, und sie ver-

leiht ihm auch keine Kräfte, aber sie sättigt nur den Bauch und füllt ihn mit Wertlosem. Sie reizt die kranken Säfte in den Menschen zum Sturm.«

Kranke oder kränkelnde Menschen sollten um ihrer Gesundheit willen auf Linsen verzichten, weil sie die Krankheit verstärken können (»… *reizen die kranken Säfte in den Menschen zum Sturm*«).

Bei Störungen und Erkrankungen der inneren Organe und des Verdauungstraktes dürfen Linsen nicht gegessen werden. Hier können Linsen zudem als auslösender Faktor von Krankheiten wirksam werden.

Pfirsich

»Der Pfirsichbaum ist mehr warm als kalt, hat jedoch etwas anderes in sich und gleicht dem Neid, und sein Saft ist zu Heilmitteln nützlicher als seine Frucht…
Und die Frucht dieses Baumes ist weder dem Gesunden noch dem Kranken bekömmlich, weil sie verursacht, daß die guten Säfte im Menschen preisgegeben werden und Schleim im Magen entsteht.
Aber wer diese Frucht essen will, werfe die äußere Haut weg und auch den Kern, und was übrig bleibt, lege er in Wein, füge Salz und ein wenig Pfeffer hinzu, und die so zubereitete Frucht wird ihm nicht sehr schaden, hat jedoch keinen so guten Geschmack.«

Auch der Pfirsich wird zu den Nahrungsgiften gerechnet. Nur gesunde Menschen sollten überhaupt Pfirsiche essen und sie dann wie im Hildegard-Text beschrieben zuberei-

ten. Doch nicht einmal die »gebeizten« Pfirsiche sind absolut unschädlich.
Es konnte schon vielfach beobachtet werden, daß sich Gallenkoliken oder Rückenschmerzen, die auf eine Irritation der Galle zurückzuführen sind, durch den Genuß von Pfirsichen einstellen.

Menschen mit Stoffwechsel- und Verdauungsstörungen – welcher Art sie auch seien – müssen auf Pfirsiche verzichten.

Auch ein Aufblühen allergischer Hauterscheinungen kann auf Pfirsiche zurückzuführen sein.

Frische Pfirsiche sind unter allen Umständen zu meiden!!

Pflaume (Zwetschge)

»Der Pflaumenbaum ist mehr warm als kalt und ist auch trocken und stachelig wie ein Dorn, und er bezeichnet den Zorn...
Jedoch die Frucht des Baumes ist sowohl für den gesunden wie auch den kranken Menschen so gefährlich zu essen, weil sie die Melancholie im Menschen erregt und die bitteren Säfte in ihm vermehrt und alle Krankheiten, die in ihm sind, hervorsprudeln läßt, und daher ist sie für den Menschen so gefährlich zu essen wie Unkraut. Wer sie daher essen will, esse sie mäßig. Denn der Gesunde kann das Gegessene verkraften, den Kranken aber schädigt es.«

Pflaumen, Kriecheln oder Zwetschgen, wie sie in man-

chen Gegenden bezeichnet werden, können im Menschen verschiedene Krankheitsanlagen aktivieren.
Bei Migränepatienten konnte in der Praxis beobachtet werden, daß diese Krankheit durch die Einnahme des bei Hildegard beschriebenen Birnhonigs zum Verschwinden gebracht werden kann. Jedoch müssen sich diese Patienten vor dem Genuß der bei Hildegard beschriebenen Nahrungsgifte, vor allem aber vor Pflaumen in acht nehmen, denn diese Früchte können die »auf Eis gelegte Migräneanlage« sowie andere, bis dahin latente Krankheitsanlagen aktivieren. Hildegard beschreibt das mit den Worten: »... *weil sie die Melancholie im Menschen erregt und... alle Krankheiten, die in ihm sind, hervorsprudeln läßt...«*

Migränepatienten können nach dem Genuß von Pflaumen häufig schon am nächsten Tag einen Migränerückfall erleiden. Dasselbe gilt für Patienten, die an Erkrankungen des rheumatischen Formenkreises, d.h. Arthritis, Arthrose usw. leiden. Bei ihnen können die Pflaumen innerhalb weniger Stunden oder Tage einen erneuten Krankheitsschub auslösen. Auch die Schwarzgalle wird durch Pflaumen im Menschen erregt und vermehrt. Jähzornige und depressive Menschen müssen daher Pflaumen unbedingt meiden.

Porree

»Der Porree, der Lauch genannt wird, hat schnelle und unnütze Wärme in sich wie wertloses Holz, nämlich ›spachin‹, das schnell brennt und schnell fällt. Und dem Menschen verursacht er eine Beunruhigung in der Begierde.
Und roh gegessen ist er so schlecht und verderblich für den Menschen wie ein giftiges unnützes Kraut, weil er das Blut

und die Fäulnis und die Säfte des Menschen ins Gegenteil, das ist ›wal‹, verkehrt, so daß das Blut im Menschen durch den Lauch nicht zunimmt und so, daß die Fäulnis durch den Lauch nicht vermindert wird und so, daß die üblen Säfte in ihm nicht gereinigt werden.
Aber wer den Lauch roh essen will, der beize ihn zuerst in Wein oder in Essig unter Beigabe von Salz...
Und so liege er vom Morgen bis Mittag oder von der Non bis zur Vesper. Und so gemäßigt ist er gut zu essen für den Gesunden. Roh ist er auf diese Weise für Gesunde besser zu essen als gekocht.
Für Kranke taugt er weder roh noch gekocht zu essen.«

Der Ausdruck »spachin« gehört in den Dialekt. Gemeint ist die Baumkante, die beim Besäumen von Brettern als Brennholz abfällt. Daß diese dünnen Holzstücke zum Anfachen von Feuer hervorragende Dienste leisten, im bereits brennenden Feuer jedoch sehr schnell verbrennen, d.h. sehr schnelle, jedoch kurze und sehr hohe Wärme abgeben, ist allgemein bekannt.
Diese schnelle und hohe Hitzeentwicklung kann selbst einen guten Holzofen auf die Dauer zerstören. So in etwa verhält es sich auch mit dem Lauch und dem Körper. Die schnelle Wärmeentwicklung durch Lauch schädigt - auf die Dauer gesehen - auch einen sonst gesunden Körper.
Sowohl Kranke als auch Gesunde sollten daher um ihrer Gesundheit willen auf Lauch verzichten, weil er nicht nur die Abwehrkräfte schwächt, sondern auch die Verdauungssäfte in ein Mißverhältnis bringt.
Er verkehrt - laut Hildegard - »das Blut und die Säfte ins Gegenteil«. Diese Aussage trifft auch auf die so sehr gepriesene Lauchsuppe und den Lauchauflauf zu.

Um gesundheitlichen Schaden zu vermeiden, sollte Lauch

auch nicht als Gewürz verwendet werden. Schon geringe Mengen an Lauch können einen angeschlagenen Verdauungstrakt »aus den Fugen geraten lassen«.

Schwein

»Das Schwein ist warm und hat eine hitzige Natur in sich, und es ist schleimig, weil keine Kälte es reinigt. Und es ist etwas eiterig und ist immer freßgierig, und daher kümmert es sich nicht darum, was es frißt, und manchmal frißt es auch Unreines.... Aber es ist ein unreines Tier, weshalb sein Fleisch nicht gesund ist, sondern verdreht (verkehrt - tortuosa), und ist weder für gesunde noch für kranke Menschen gut zu essen, weil es im Menschen weder den Schleim noch andere Schwächen mindert, sondern vermehrt, weil seine Wärme sich zur Wärme des Menschen hinzufügt, und (dies) erregt im Menschen Stürme in seinen Sitten und Taten, was schlecht ist...
Aber ein Mensch, der sehr krank ist, so daß er an seinem Körper abnimmt und dürr ist, der esse mäßig von jungen Schweinchen, während er krank ist, damit er von ihrer Wärme Wärme dazugewinnt, und nachdem er genesen ist, esse er nicht mehr von den Schweinchen, weil dies wiederum die Krankheiten in ihm vermehren würde.
... Und das Wildschein hat dieselbe Natur, ausgenommen, daß das Wildschwein reiner ist als das Hausschwein...«

Schweinefleisch sollte von körperlich und seelisch gesunden Menschen in keiner Weise gegessen werden. Dazu zählen auch Zubereitungen, in denen Schweinefleisch mit verarbeitet wird, wie z.B. Wurstwaren.
Allerdings gilt gekochtes Fleisch von jungen Schweinen bei Hildegard als Heilmittel für stark abgemagerte, kraftlose Menschen. Sobald eine erkennbare Besserung des Ge-

sundheitszustandes eingetreten ist, muß das »Diätfleisch« sofort wieder abgesetzt werden, weil es sonst dem auf dem Weg der Besserung befindlichen Menschen wieder schaden würde.
Die Warnungen Hildegards vor dem Genuß von Schweinefleisch müssen in jedem Fall ernst genommen werden. Schweinefleisch hat nicht nur negative Auswirkungen auf die Gesundheit des Menschen, sondern wirkt auch auf den seelischen Bereich. Hildegard macht das mit folgenden Worten deutlich:
»... weil seine Wärme sich zur Wärme des Menschen hinzufügt, und (dies) erregt im Menschen Stürme in seinen Sitten und Taten, was schlecht ist...«

Vielleicht kann der übermäßige Genuß von Schweinefleisch so zu einem gewissen Maß für den immer deutlicher zu beobachtenden Wertewandel in der Gesellschaft verantwortlich gemacht werden. Es sollte nicht nur aus diesem Grund aus allen Küchen verschwinden, sondern auch, weil Schweinefleisch den Verlauf vieler Erkrankungen negativ beeinflußt (Rheuma, Gicht, Arthritis, Arthrose...) und für manche Erkrankungen (Furunkulose u.a.) als auslösender Faktor erachtet werden muß.

Sonstiges

Neben diesen spezifischen »Nahrungsgiften« sollte man zudem folgende Speisezusätze sowie Nahrungsmittel, die mit diesen Speisezusätzen bereits vom Hersteller versetzt sind, aus der täglichen Ernährung streichen, weil sie in das Säfteverhältnis eingreifen können:

- künstliche Süßstoffe
- Lebensmittelfarben

- künstliche Aromen und Geschmacksstoffe
- Geschmacksverstärker
- Konservierungsstoffe
- unter Zusatz von Phosphat hergestellte Nahrungsmittel
- begaste sowie radioaktiv bestrahlte Nahrungs- und Genußmittel

Diese Zusatzstoffe können insofern auch als »Nahrungsgifte« bezeichnet werden, weil sie oft erst nach Jahren des Gebrauchs ihre schädigenden Einflüsse auf den Organismus erkennen lassen. Daher sollten wir diese Stoffe grundsätzlich meiden.

Wer mit offenen Augen unsere Lebensmittelläden und die Lebensmittelabteilungen der kleinen und großen Einkaufszentren durchstreift, wird verwundert sein, wie wenige Waren aus dem großen Angebot diese Kriterien erfüllen. Das bedeutet gleichzeitig, daß wir wieder lernen müssen, einen Teil unserer Nahrungsmittel selbst herzustellen. Auch auf eine Zubereitung des Essens in der »Mikrowelle« sollte verzichtet werden.

Getreide

Dinkel

»Der Dinkel ist das beste Getreide, und er ist warm und fett und kräftig, und er ist milder als andere Getreidearten, und er bereitet dem, der ihn ißt, rechtes Fleisch und rechtes Blut, und er macht frohen Sinn und Freude im Gemüt des Menschen. Und wie auch immer man ihn ißt, sei es in Brot, sei es in anderen Speisen (Zubereitungen), er ist gut und mild...«

Dinkel ist ein Spelzgetreide, das heißt, daß die Natur das Dinkelkorn mit einer Schutzhülle aus Spelzen umgibt. Diese Spelzen halten schädigende Umwelteinflüsse vom Korn weitgehend ab.
So war der Dinkel nach der Reaktorkatastrophe von Tschernobyl das durch Radioaktivität am wenigsten belastete Getreide. Der Spelzmantel sorgte dafür, daß der radioaktive Regen nicht bis zum Korn gelangen konnte.
Um aus den rohen, gedroschenen (in Spelz gehüllten) Dinkel Speisegetreide zu erhalten, muß dieser erst in einer Mühle im sogenannten »Gerbgang« von seinen Spelzen befreit und anschließend noch gereinigt werden.
Die Spelzhülle ist ein Abfallprodukt aus der Dinkelreinigung. Auch diese kann weiter für den menschlichen Gebrauch verwendet werden, und zwar – wenn nicht zu Nahrungszwecken, so doch als Kissenfüllung – in soge-

nannten »Spelzkissen« oder aber als Matratzenfüllung; hier leistet der Spelz für den Mensch noch sehr gute Dienste.
Dinkel wird auch im Spelz angebaut. So hat das Korn auch einen gewissen Schutz gegen äußere Einflüsse. Daher kann auf ein Beizen des Saatgetreides verzichtet werden.
Das Dinkelkorn selbst ist ohne Einschränkung das beste Getreide für Gesunde und Kranke. Dinkel kann in jeder Form verwendet werden, ob als ganzes Korn, als Vollkornmehl, als Auszugsmehl, als Grieß, als Dinkel-Reis oder in welcher Art auch immer: stets besitzt er gute und gesundheitsfördernde Eigenschaften für den menschlichen Organismus.
Ebenso verhält es sich mit der Zubereitung des Dinkels. Ob ich die ganzen Dinkelkörner oder Produkte aus Dinkelmehl (z.B. Dinkelnudeln) in Wasser koche oder mit Dinkelschrot oder Dinkelfeinmehl backe, beeinträchtigt die positive Wirkung des Dinkels auf den Körper nicht. In jeder Zubereitung ist er für den Menschen das beste Getreide, denn Dinkel hat die für den Menschen beste und zuträglichste Feinstofflichkeit. Keine andere Getreideart ist in dieser Hinsicht besser als der Dinkel. Er sollte daher auch nicht mit anderen Getreidearten gemischt werden, weil eine solche Mischung eigentlich nur minderwertiger als Dinkel pur werden kann. Eine Kette ist eben nur so stark wie ihr schwächstes Glied, und das schwächste Glied ist in diesem Fall das beigemischte Getreide.
Dinkel bereitet – nach Hildegard – rechtes Fleisch und rechtes Blut und macht den Menschen fröhlich, er wirkt stimmungsaufhellend. Gerade diese Eigenschaften machen ihn neben dem Fenchel zu einem der wichtigsten Grundnahrungsmittel.

Für Dinkel trifft der Ausspruch des Hippokrates zu: »Eure Nahrungsmittel seien Heilmittel und eure Heilmittel seien Nahrungsmittel.«

(Dinkelbrotrezepte im Anhang, S. 200 ff).

Vorsicht!
Menschen mit Getreideallergie sollten den Dinkel ganz langsam einschleichend, d.h. langsam steigernd, in die tägliche Ernährung mit einbeziehen.

Gerste

»Die Gerste ist kalt, so daß sie kälter und schwächer ist als die vorgenannten Feldfrüchte.
Und wenn sie als Brot oder Mehl(speise) gegessen wird, schadet sie sowohl Gesunden als auch Kranken, weil sie nicht solche Kräfte hat wie die übrigen Arten der Feldfrüchte...«

Gerste sollte – nach Hildegard – weder als Brot noch in einem anderen Gericht, weder von Kranken noch von Gesunden in der Ernährung verwendet werden, weil sie den Menschen krank macht.

Eine mögliche Verwendung der Gerste in der täglichen Ernährung ist das aus ihr gebraute Bier. In dieser Form ist es sowohl für Gesunde als auch für Kranke gut.

Hafer

»Der Hafer ist warm, von scharfem Geschmack und von starkem Rauch, und er ist eine beglückende und gesunde Speise für gesunde Menschen, und er bereitet ihnen einen frohen Sinn und einen reinen und klaren Verstand, und er macht ihnen eine gute Farbe und gesundes Fleisch.
Aber auch für jene, die etwas und mäßig kränkeln, ist er gut zu essen sowohl als Brot als auch als Mehl(speise), und er schadet ihnen nicht.
Für jene aber, die sehr krank und kalt sind, ist er zum Essen nicht bekömmlich, weil der Hafer immer Wärme sucht. Und wenn diese Haferbrot oder Hafermehl(speisen) äßen, wälzte es sich gleichzeitig in ihrem Bauch und würde Schleim in ihnen bereiten und Kräfte würde es ihnen nicht geben, weil sie kalt sind.«

Hafer macht gesunde und auch leicht kränkelnde Menschen fröhlicher. Für diese hat er ähnliche Eigenschaften wie der Dinkel, denn auch er wirkt als Stimmungsaufheller. Diese Menschen können Hafer in Form von Haferflocken, Haferbrei oder Haferbrot essen. Sehr kranke Menschen sollten allerdings Hafer meiden, weil für seine gute Verdauung ein gesunder Mensch und ein gesunder Magen Voraussetzung sind. Kranke sind dazu nicht fähig.
Anstelle von Haferschleimsuppe bei Magenschmerzen sollte man lieber auf Dinkelgrießsuppe oder eine Schleimsuppe aus Dinkelschmelzflocken umsteigen.

Hirse (Rispenhirse)

»Die Hirse ist kalt, und etwas warm, und ist nicht brauchbar zum Essen, weil sie weder das Blut noch das Fleisch im Menschen mehrt, noch ihm Kräfte verleiht, sondern sie füllt nur den Bauch und mindert nicht den Hunger, weil sie den Geschmack des Erquickens nicht hat. Aber sie macht auch das Gehirn des Menschen wässerig.
Und seinen Magen macht sie lau und träge. Und den Säften, die im Menschen sind, jagt sie einen Sturm ein, und sie ist fast wie Unkraut, und sie ist dem Menschen nicht gesund zu essen.«

Hirse (Kolbenhirse)

»Die Kolbenhirse ist kalt, und hat mäßig Wärme und taugt wenig, weil sie mäßige Erquickung hat, und dem, der sie ißt, verleiht sie mäßige Kräfte, aber dennoch schadet sie ihm nicht, wie die Hirse ihm zu schaden pflegt. Auch erregt sie nicht so sehr die üblen Säfte und Krankheiten im Menschen, wie die Hirse dies tut.«

Sowohl die Rispen- als auch die Kolbenhirse sind trotz ihres hohen Mineralstoffgehalts (Kieselsäure) laut Hildegard für den Menschen nicht zu empfehlen. Sowohl Gesunde als auch Kranke sollten daher auf Hirse in der täglichen Nahrung verzichten.

Die Kolbenhirse wäre für die Ernährung des Menschen etwas besser zu bewerten, doch ist diese im europäischen Raum nur als Vogelfutter für Wellensittiche erhältlich.

Roggen

»Der Roggen ist warm, aber doch kälter als der Weizen, und er hat viele Kräfte. Und das aus ihm bereitete Brot ist für gesunde Menschen gut und macht sie stark.
Und für jene ist es gut, die fettes Fleisch haben, weil es ihr Fleisch mindert, aber dennoch macht es sie stark.
Aber für jene, die einen kalten Magen haben und dadurch sehr entkräftet würden, ist er nachteilig, weil ihre Schwäche ihn nicht zur Verdauung bewältigen kann. Daher bereitet er viel Sturm in ihnen, weil sie ihn kaum verdauen können...«

Für Kranke und Menschen mit einem schwachen Magen sind also Zubereitungen aus Roggen ungeeignet, da diese für sie sehr schwer verdaulich sind.
Auch dicke Menschen mit einem schwachen Magen sollten aus diesem Grund Roggenbrot meiden, auch wenn es ihren Fettansatz mindern würde.
Gesunde Menschen mit oder ohne Fettansatz dürfen öfter Roggenbrot essen, weil es diesen Kräfte verleiht und bei Dicken den Fettansatz mindert.

Bei Roggen sollte stets das ganze Korn zermahlen und als Roggen-Vollkorn zu Brot, ohne Zusatz von anderem Getreide, gebacken werden.

Weizen

»Der Weizen ist warm und vollkommene Frucht, so daß in ihm kein Mangel ist. Und wenn man rechtes Mehl (Vollkornmehl) aus Weizen macht, dann ist das aus diesem Mehl ge-

machte Brot gut für Gesunde und Kranke und bereitet rechtes Fleisch und rechtes Blut im Menschen.
Aber wer aus dem Mehl den Markdunst, das ist der Semmelgrieß, herausschüttet, und aus diesem Dunst Brot macht, dann ist jenes Brot kraftloser und schwächer, als wenn es aus rechtem Mehl gemacht wäre, weil der Dunst seine Kräfte einigermaßen verlieren wird und mehr Schleim im Menschen bereitet als das rechte Weizenmehl. Und wer die ganzen Weizenkörner ungemahlen in Wasser kocht, der bereitet in sich... viel Schleim, so daß der Weizen kaum verdaut wird...«

Für Gesunde wie für Kranke gilt, daß Weizen nur als Vollkornmehl oder -schrot in Brot oder Kuchen, oder auf andere Weise verbacken, gesund ist.
Alle anderen Zubereitungen aus Weizenauszugsmehl oder Produkte aus Weizenauszugsmehl – wie zum Beispiel in Wasser gekochte Weizennudeln – haben – laut Hildegard – keine positiven Eigenschaften, sondern können kranke wie auch gesunde Menschen schädigen. Wir sollten daher auf alle anderen Weizenprodukte verzichten und nur Produkte aus gebackenem Vollweizenmehl wie Weizenvollkornbrot, -kuchen, -semmeln u.a. in die tägliche Ernährung mit einbeziehen.
In dieser Zubereitung ist Weizen für Gesunde wie auch für Kranke ohne Einschränkung gut zu bewerten.

Früchte

Nahrungsgifte

Erdbeere, s. Nahrungsgifte, S. 61
Heidelbeere, s. Nahrungsgifte, S. 62
Pfirsich, s. Nahrungsgifte, S. 64
Pflaume (Zwetschge), s. Nahrungsgifte, S. 65

Südfrüchte

Wir sind es heute – dank der modernen Technik und ausgeklügelter Konservierungsmethoden – gewohnt, jahraus, jahrein frisches Obst auf dem Tisch zu haben. Daß dies nicht nur positive Seiten hat – abgesehen von ökologischen Gesichtspunkten –, zeigen uns verschiedene Krankheiten, vor allem die auf dem Vormarsch befindlichen Allergien. Bei Südfrüchten will ich vor allem auf Ernte und Reifungsmethoden hinweisen. Manche Südfrüchte werden unausgereift vom Baum genommen und zu uns transportiert. Hier reifen sie nach und werden dann – häufig noch in unzureichend gereiftem Zustand – in den Handel gebracht. Diese Früchte können nicht uneingeschränkt als gesundheitsfördernd bezeichnet werden. Das

erkennen wir nicht zuletzt bei Säuglingen, Kleinkindern und Allergikern:
Allergiker reagieren nach Genuß von Südfrüchten zumeist durch eine Verstärkung ihrer allergischen Symptome; bei Säuglingen, Kleinkindern und abwehrgeschwächten Personen zeigt sich häufig eine intensive Reizung des Afters und der Schleimhäute.
Wenn möglich, sollten wir unseren täglichen Vitaminbedarf im Winter mit einheimischem, ökologisch erzeugtem Lagerobst decken und auf Südfrüchte sowie chemisch behandeltes Obst und Gemüse verzichten.

Besondere Vorsicht ist bei Zedratzitronen, Feigen, Datteln und evtl. auch beim Granatapfel geboten.

Apfel

»Der Apfelbaum ist warm und feucht, und zwar von solcher Feuchtigkeit, daß er sogar zerflösse, würde er nicht durch die Wärme zusammengehalten... Aber die Frucht jenes Baumes ist zart und leicht verdaulich, und roh genossen schadet sie gesunden Menschen nicht; denn wenn der Tau in seiner Kraft steht, das heißt, weil seine Kraft vom Beginn der Nacht bis fast zum Tagesanbruch zunimmt, dann wachsen die Äpfel durch den Tau, das heißt, sie werden reif. Und daher sind für gesunde Menschen die rohen (Äpfel) gut zu essen, weil sie aus starkem Tau gekocht sind.
Den Kranken aber schaden die rohen (Äpfel) eher, weil sie schwächlich sind. Aber die gekochten und gebratenen Äpfel sind sowohl für die Kranken als auch für die Gesunden gut.
Aber wenn sie alt und runzelig werden, wie es im Winter ge-

schieht, dann sind sie roh für Kranke und Gesunde gut zu essen.«

Kranke sollten frische Äpfel stets gekocht oder gebacken essen. Lageräpfel, d.h. Äpfel, die nach einer gewissen Zeit beginnen, runzelig zu werden, dürfen in Maßen auch roh gegessen werden.

Gesunde dürfen frische und runzelige Lageräpfel sowohl roh als auch gekocht und gebraten (als Bratäpfel) essen.

Als Lagerapfel eignen sich besonders die Sorten roter und grüner Boskop und Zabergäu, der auch als Lederapfel bekannt ist.

Birne

»Der Birnbaum ist mehr kalt als warm, und so schwer und fest im Vergleich zum Apfelbaum wie die Leber zur Lunge. Denn wie die Leber ist er stärker und nützlicher, aber auch schädlicher als der Apfelbaum…
Jedoch die Frucht des Birnbaums ist schwer und gewichtig und herb; und wenn sie roh jemand zu reichlich ißt, verursacht sie Migräne im Kopf und macht die Brust dämpfig, weil in der Lunge etwas von ihrem Saft angezogen wird und viel dorthin abgeleitet wird, so daß dieser Saft um die Leber und um die Lunge wie Bleisinter gleich Weinstein verhärtet, und daher entstehen in der Leber und in der Lunge oft schwere Krankheiten.
Und wie auch der Mensch vom Geruch des Weines zuweilen satter wird, so mischt sich auch der Atem mit dem Birnensaft und nimmt dessen Herbheit an. Daher zieht auch jener, der eine rohe Birne gegessen hat, schwer den Atem in sich ein, so

daß auch bisweilen viele Krankheiten in seiner Brust daraus entstehen. Denn wenn die Kräfte des Taues bei Tagesanbruch zerfließen, dann wachsen die Birnen von jenem Tau, und daher verursachen sie auch schädliche Säfte im Menschen, wenn sie nicht gekocht werden, weil sie im abfließenden Tau wachsen.
Wer daher Birnen essen will, soll sie in Wasser kochen oder am Feuer braten; jedoch sind die gekochten besser als die gebratenen, weil das warme Wasser den schädlichen Saft, der in ihnen ist, allmählich auskocht, aber das Feuer ist zu schnell und drückt beim Braten nicht den ganzen Saft aus ihnen heraus.
Und den, der gekochte Birnen ißt, beschweren sie ziemlich, weil sie die Fäulnis in ihm mindern, indem sie dieselbe in ihm aufsuchen und brechen, jedoch bewirken sie bei ihm eine gute Verdauung, weil sie die Fäulnis mit sich abführen.
Äpfel hingegen werden leicht verdaut und führen die Fäulnis nicht ab.«

Schwerkranke sollten Birnen – auch Birnensaft in jeder Form – meiden, da sie einen schon angeschlagenen Organismus noch mehr belasten würden. Kranke dürfen nur gekochte Birnen essen, dabei dürfen sie das Kochwasser nicht trinken, weil bestimmte Giftstoffe der Birnen, die die Atmung beschweren, in das Wasser übergehen.
Auch Gesunde sollten nur gekochte Birnen essen, weil sie als verdauungsförderndes Mittel Darmgärungen usw. im Menschen mindern.

Rohe Birnen hingegen belasten die Atmung und erschweren die Arbeit der Leber, weil sich ihr Saft um die Leber und um die Lunge verhärtet. Außerdem können sie als auslösender Faktor für Migräne wirken.

Dörrbirnen oder Kletzen haben keinen schädigenden Einfluß auf einen gesunden Menschen, weil die schädigenden Säfte der Birne durch den Dörrvorgang entzogen wurden.
Bei Trockenobst ist es allerdings wichtig, ungeschwefelte Früchte zu verwenden.

Brombeere

»Der Brombeerstrauch, an dem Brombeeren wachsen, ist mehr warm als kalt...
Die Frucht aber, die Brombeere, die am Brombeerstrauch entsteht, schädigt weder den gesunden noch den kranken Menschen, und sie wird leicht verdaut; aber ein Heilmittel wird in ihnen nicht gefunden.«

Für Kranke und Gesunde ist die Brombeere gleichermaßen unbedenklich zum Verzehr geeignet.

Brombeeren gelten als sehr wohlschmeckende Früchte. Wer einen kleinen Garten hat, kann Brombeersträucher in eine Nutzhecke einpflanzen und sich so im Sommer mit frischen Beeren versorgen.

Buche

»Die Buche ist in richtiger Mischung, und an Wärme und Kälte ist sie gleichwertig, und beides ist in ihr gut. Und sie bezeichnet die Zucht...
Und wenn jemand die Bucheckern ißt, nimmt er davon keinen Schaden, aber er wird davon fett.«

Mit Bucheckern sind die Früchte der Rotbuche gemeint.

Kranke Menschen, die sehr beleibt sind oder hohe Blutfettwerte haben, sollten keine Bucheckern essen. Sie könnten allerdings bei sehr abgemagerten und magersüchtigen Menschen als Diätmittel eingesetzt werden.

Gesunde dürfen zwischendurch Bucheckern essen, da sie ihnen in kleinen Mengen nicht schaden. Vor allem magere und nervöse Menschen können mäßig davon essen.

Dattel

»Die Dattelpalme ist warm und hat Feuchtigkeit in sich, und sie ist ebenso klebrig wie Kleister, und sie bezeichnet die Glückseligkeit…
Aber wenn jemand die Frucht dieses Baumes kocht und so ißt, verschafft sie seinem Leib beinahe soviel Kraft wie das Brot, jedoch macht sie ihn leicht dämpfig und beschwert ihn, wenn er zu viel davon ißt.«

Lungenkranke und Menschen mit verschleimten Atemwegen und Atembeschwerden sollten Datteln so lange meiden, bis die Krankheit ausgeheilt ist, aber auch dann noch nicht zu viele davon essen.

Selbst gesunde Menschen sollten das Essen von Datteln nicht übertreiben, weil die Lungen dadurch auch – nach meiner Erfahrung – sehr belastet werden können.

Für Diabetiker sind Datteln tabu!

Feige

»Der Feigenbaum ist mehr warm als kalt, und er wird immer Wärme haben, und die Kälte bekommt ihm nicht, und er bezeichnet die Frucht...
Aber die Frucht dieses Baumes ist für einen Menschen, der gesund am Körper ist, nicht bekömmlich zu essen, weil sie bewirkt, daß er genießerisch und wankelmütig wird, was schlecksüchtig und lüstern ist, so daß er Ehren erstrebt, dem Geize zuneigt und eine unbeständige Wesensart haben wird, so daß er nicht in einem steten Sinn verharrt.
Aber auch dem Körper des (gesunden) Menschen ist die Frucht zum Essen nicht bekömmlich, weil sie sein Fleisch zerfließend macht und weil sie allen Säften des Menschen widersteht, so daß sie diese zum Übel reizt, als wäre sie ihr Feind. Für den Kranken aber, der schwach am Körper ist, ist die Frucht gut zu essen, weil es ihm an Geist und Körper gebricht, und er esse sie, bis es ihm besser geht, und nachher soll er sie meiden.
Wenn ein Gesunder sie essen will, beize er sie zuerst in Wein oder in Essig, damit die Hinfälligkeit gemäßigt werde, und dann esse er sie, jedoch nur mäßig.
Aber es ist nicht notwendig, daß ein Kranker sie auf diese Weise mäßigt (zubereitet), das heißt, sie beizt.«

Kranke können wenige rohe Feigen als Stärkungsmittel nehmen, bis sich ihre Kräfte wieder regeneriert haben; um Schaden zu vermeiden, müssen sie dann die Feigen in der bei Hildegard beschriebenen Weise zubereiten.
Gesunde dürfen nur wenig Feigen essen. Diese müssen vorher in Wein oder Essig eingelegt werden. Wir kennen die in Rotwein gekochten und mit etwas Sahne abgeschmeckten Feigen. So zubereitet, eignen sie sich hervorragend als Nachtisch. Aber immer nur wenig in der bei

Hildegard beschriebenen Weise zubereitete Feigen essen, weil sie sonst schaden können.

Hagebutte

»Die Hagrose ist sehr warm und bezeichnet die Zuneigung...
Aber wenn jemand am Leib gesund ist und nur einen schwachen Magen hat, der koche von der Frucht des Burzeldorns und esse oft davon, und es reinigt den Magen und nimmt den Schleim von ihm weg.
Wer aber am ganzen Körper krank ist, dem ist sie gekocht nicht bekömmlich zu essen, weil es im Magen schaden würde, weil sein Magen wie welk ist; aber wenn er sie oft roh essen will, soll er auch ein wenig Teig dazu essen. Und das ist ihm besser, als wenn er sie gekocht oder hart oder roh essen würde.
Aber wer am ganzen Körper gesund ist, dem schadet sie weder roh noch gekocht beim Essen.«

Hagebutten sind die Früchte der Heckenrose.

Magenkranke dürfen gekochte Hagebutten essen. Wer aber am ganzen Körper erkrankt ist, d.h. wer körperlich sehr schwach ist, soll auf gekochte Hagebutten und Hagebuttenmarmelade verzichten. Gesunde Menschen können Hagebutten gekocht oder als Marmelade essen. Auch Tee kann aus ihnen zubereitet werden.

Bei Zubereitung von Marmelade oder Tee ist unbedingt darauf zu achten, die Fruchthaare zu entfernen! Diese können zu schweren Darmreizungen führen.

Haselnuß

»Der Haselstrauch ist mehr kalt als warm, und er taugt nicht viel für die Heilkunst, und er bezeichnet die Ausgelassenheit...
Die Früchte aber, nämlich die Nüsse, schaden einem Gesunden nicht sehr, wenn er sie ißt, aber sie nützen ihm auch nicht, aber einem Kranken schaden sie, weil sie ihn in der Brust dämpfig machen.«

Kranke sollten keine Haselnüsse bzw. Zubereitungen aus Haselnüssen essen. Besondere Vorsicht ist bei süßen Brotaufstrichen geboten, die häufig gemahlene Haselnüsse enthalten.

Gesunde können in Maßen Haselnüsse essen, auf keinen Fall aber täglich.

Himbeere

»Die Himbeere ist kalt und gut gegen Fieber. Denn wer Fieber hat und Widerwillen gegen das Essen, der koche mäßig Himbeere (-blätter) in Wasser, und er lasse so das Kraut in diesem Wasser, und dieses Wasser trinke er morgens und abends so warm, und dieses gekochte Kraut lege er so warm für eine kurze Stunde auf seinen Magen, und dies tue er während drei oder vier Tagen, und die Fieber in ihm werden weichen....«

In der Beschreibung über die Himbeere finden wir keinerlei Hinweis über die Genießbarkeit der Himbeerfrüchte. Aufgrund der positiven Beschreibung der gesamten Pflanze kann vermutlich davon ausgegangen werden, daß auch die Früchte keinerlei schädliche Wirkungen auf den Menschen haben. Sie können daher von Gesunden und Kranken in Maßen gegessen werden.

Holunder

»Der Holunder ist mehr kalt als warm und taugt wenig zum Gebrauch des Menschen, wie auch seine Frucht, es sei denn, daß sie nur dem Menschen dienlich ist.«

Kranke und Gesunde sollten auf Holunder verzichten, auch wenn Hildegard nicht eindringlich auf den Verzicht oder die Schädlichkeit von Holunder hinweist.

Vorsicht!
Rohe Holunderbeeren sind giftig.

Kastanie (Eßkastanie)

»Der Kastanienbaum ist sehr warm, hat aber doch große Kraft, die der Wärme beigemischt ist, und er bezeichnet die Weisheit. Und was in ihm ist und auch seine Frucht ist sehr nützlich gegen jede Schwäche, die im Menschen ist...
Aber auch der Mensch, dessen Gehirn infolge Trockenheit leer ist und der daher schwach im Kopf ist, der koche die Fruchtkerne dieses Baumes in Wasser, und er füge nichts anderes hinzu. Und wenn das Wasser ausgegossen ist, soll er sie oft nüchtern und nach dem Essen nehmen, und sein Gehirn wächst und wird gefüllt, und seine Nerven werden stark, und so wird der Schmerz im Kopf weichen.
Und wer im Herzen Schmerzen hat, so daß die Stärke seines

Herzens keine Fortschritte macht, und wenn er so traurig wird, dann esse er oft diese rohen Kerne, und dies gießt seinem Herzen einen Saft wie Schmalz ein, und er wird an Stärke zunehmen und seinen Frohsinn wiederfinden.
Aber auch wer an der Leber Schmerzen hat, zerquetsche oft diese Kerne, und lege sie so in Honig und esse sie oft mit diesem Honig, und seine Leber wird gesund werden.
Wer aber Schmerzen in der Milz leidet, brate diese Kerne etwas am Feuer und esse sie oft etwas warm, und die Milz wird warm und strebt nach völliger Gesundheit…«

Sowohl für Kranke als auch für Gesunde sind Edelkastanien in jeder Form gut und heilsam zu essen.

- Edelkastanien gekocht – steigern die Kopfdurchblutung, kräftigen die Nerven und füllen das »leere« Gehirn wieder auf.
- Edelkastanien roh – bei Traurigkeit, Herzschmerz – »ölen« das Herz.
- Edelkastanien gequetscht in Honig – bei Leberschmerzen und unterstützend bei allen Lebererkrankungen.
- Edelkastanien gebraten – bei Milzschmerzen.

Frische Edelkastanien kann man von Ende September bis Ende November in den Obst- und Gemüseabteilungen oder auf Märkten kaufen. Edelkastanien werden häufig begast, daher vorsichtshalber nachfragen und unbehandelte bevorzugen. Für die anderen Monate kann man die Edelkastanien einfrieren oder trocknen. Es gibt aber auch getrocknete oder eingedoste Edelkastanien das ganze Jahr über zu kaufen.

Kirsche

»Der Kirschbaum ist mehr warm als kalt und ist ganz ähnlich dem Spaß, der Fröhlichkeit zeigt, und der auch schädlich ist...
Und seine Frucht ist mäßig warm und ist weder sehr nützlich noch sehr schädlich, und dem gesunden Menschen schadet sie beim Essen nicht, dem Kranken jedoch und dem, der üble Säfte in sich hat, bereitet sie ziemlich Schmerzen, wenn er viel davon ißt...«

Kranke sollten nicht zu viele Kirschen essen, damit sie davon keine Bauchschmerzen bekommen. Aber auch Gesunde sollten bei Kirschen maßhalten. Wer von zu reichlichem Kirschgenuß Bauchschmerzen bekommt, soll einen guten Schluck Wein trinken, und das Bauchweh vergeht.

Kornelkirsche

»Die Kornelkirsche ist warm, und ihre Wärme ist mild, und sie hat süße Feuchtigkeit in sich...
Und die Frucht dieses Baumes schadet dem Menschen nicht, wenn man sie ißt, aber sie reinigt und stärkt den kranken und auch den gesunden Magen, sie nützt dem Menschen für die Gesundheit.«

Kornelkirschen sind die Früchte einer Heckenpflanze (cornus mas), die als Kornelkirsche oder gelber Hartriegel bezeichnet wird. Die ca. 2,5 cm langen Früchte werden im September reif und schmecken angenehm säuerlich.
Vor allem Menschen mit Magen- und Darmerkrankungen sollten Kornelkirschen essen, weil sie eine heilende Wir-

kung auf den Darm ausüben. Aber auch Gesunde können sie ohne Einschränkungen essen.

Mandel

»Der Mandelbaum ist sehr warm und hat etwas Feuchtigkeit in sich. Und seine Rinde, seine Blätter und sein Saft taugen nicht zu Heilmitteln, weil seine ganze Kraft in der Frucht steckt.
Aber wer ein leeres Gehirn hat und ein Gesicht von schlechter Farbe, und daher Kopfweh hat, esse oft die inneren Kerne dieser Frucht, und es füllt das Gehirn und gibt ihm die richtige Farbe.
Wer aber lungenkrank ist und einen Schaden an der Leber hat, der esse diese Kerne oft, ob roh oder gekocht, und sie geben und bringen der Lunge Kräfte, weil sie den Menschen in keiner Weise dämpfig noch trocken machen, sondern sie machen ihn stark.«

Wichtig!
Bei Hildegard sind die süßen Mandeln gemeint; nicht die schon in kleineren Mengen giftigen Bittermandeln.

Kranke und Gesunde dürfen die Mandeln ohne Einschränkung essen. Sie werden auch als unterstützendes Heilmittel bei Kopf-, Leber- und Lungenerkrankungen eingesetzt.

Maulbeere

»Der Maulbeerbaum ist kalt...
Und es ist Üppigkeit in seiner Frucht, und jene Frucht schadet weder Gesunden noch Kranken, aber sie nützt dem Menschen mehr als sie ihm schadet.«

Wir kennen zwei verschiedene Arten von Maulbeeren, die roten und die schwarzen Maulbeeren. Die Bäume gedeihen in milden Lagen. Ihre süßen Früchte werden im Juli und August reif.

Maulbeeren können sowohl von Kranken als auch von Gesunden gegessen werden.
Besonders schmackhaft sind getrocknete Maulbeeren.

Mispel

»Der Mispelbaum ist sehr warm und bezeichnet die Milde.
Aber die Frucht dieses Baumes ist für Gesunde und Kranke nützlich und gut, wieviel man auch davon ißt, weil sie das Fleisch wachsen läßt und das Blut reinigt.«

Mispelfrüchte können von Kranken wie Gesunden gleichermaßen gegessen werden. Die 3 – 5 cm großen, apfelförmigen Früchte brauchen Frost oder Überreife, um genießbar zu werden. Sind sie aber durch die Kälte reif und weich geworden, haben sie ein hervorragendes Aroma. Sie können sowohl roh gegessen werden als auch zu Mus, Marmelade oder Saft verarbeitet werden. In jeder Zubereitung behalten sie ihre heilsame Wirkung auf den Körper.

Olive

»Der Ölbaum ist mehr warm als kalt, und er bezeichnet die Barmherzigkeit...
Aber das Öl aus der Frucht dieses Baumes taugt nicht viel zum Essen, weil es, wenn es gegessen wird, Übelkeit hervorruft und andere Speisen schlecht genießbar macht.«

Ob frische oder eingelegte Oliven, in keiner Zubereitung sind Oliven für den Menschen von Nutzen. In ihrer Beschreibung vom Ölbaum finden wir keine Hinweise auf die Genießbarkeit der Oliven. Aufgrund der Tatsache, daß das Olivenöl als untauglich zur Bereitung von Speisen beschrieben wird, sollten wir mit Oliven in der täglichen Küche vorsichtig umgehen.

Magenkranke und Menschen mit Verdauungsstörungen sollten auf Oliven verzichten.

Quitte

»Der Quittenbaum ist mehr kalt und gleicht der Schlauheit, die manchmal unnütz ist und manchmal nützlich. Aber sein Holz und seine Blätter sind nicht sehr nützlich zum Gebrauch des Menschen, und seine Frucht ist warm und trocken und hat eine gute Mischung in sich.
Und wenn sie reif ist, schadet sie roh genossen weder dem kranken noch dem gesunden Menschen, aber gekocht oder gebraten ist sie dem Kranken und dem Gesunden sehr bekömmlich.«

Wir kennen zwei verschiedene Arten von Quitten, apfel-

und birnenförmige Quitten. Sie können sowohl vor als auch nach den ersten Frösten geerntet werden. Durch den Frost wird ihr Fruchtfleisch etwas braun, was aber keine Einbuße in der Qualität darstellt.
Quitten können von kranken und gesunden Menschen in gleicher Weise gegessen werden. Ob gekocht oder gebraten – immer haben sie eine heilsame Wirkung auf den Körper.

Sehr köstlich schmecken »Bratquitten«. Dazu nimmt man pro Person 1/2-1 Quitte mit Schale, achtelt sie, entfernt das Kernhaus und läßt sie ca. 1/2 Stunde bei 200 °C braten.

Schlehe

»Der Schlehdorn ist mehr warm als kalt und ist auch trocken, und er gleicht der Überheblichkeit…
Und die Frucht, nämlich die Schlehen, süße mit Honig und iß sie oft so, und die Gicht in dir wird weichen.
Aber wer im Magen schwach ist, der brate Schlehen in der Feuerflamme, das heißt, er brutzle sie, oder er koche sie in Wasser und esse sie oft, und dies führt den Unrat und den Schleim vom Magen ab. Und wenn er die Kerne ißt, wird es ihm nicht schaden.«

Schlehen können von Gesunden und Kranken gegessen werden. Schlehen in Honig gelegt sind ein unterstützendes Heilmittel bei rheumatischen Erkrankungen. Gekochte und gebratene Schlehen hingegen helfen bei der Behandlung von Magenerkrankungen.

Schlehen sind erst nach Frost oder Lagerung in der Tiefkühltruhe zu verarbeiten. Auch sollte man die Kerne nicht mitessen.

Walnuß

»Der Walnußbaum ist warm und hat Bitterkeit, und bevor er Früchte hervorbringt, ist seine Bitterkeit und Wärme im Stamm und in den Blättern, und diese Bitterkeit gibt Wärme ab und bringt Nüsse hervor…
Aber in einem Menschen, der viel Nüsse ißt, seien sie frisch oder alt, entsteht leicht Fieber. Jedoch gesunde Menschen können es überstehen, Kranke dagegen nehmen Schaden.«

Kranke Menschen sollten auf Walnüsse verzichten, weil sie ihnen schaden können. Gesunde können Walnüsse in kleinen Mengen essen.

Weintraube

»Die Weinrebe hat feurige Wärme und Feuchtigkeit, aber jenes Feuer ist so stark, daß es ihren Saft zu einem anderen Geschmack umwandelt als die anderen Bäume oder Kräuter haben.«

In ihrem Text von der Weinrebe beschreibt Hildegard den Genuß der Weintrauben nicht. Aus der positiven Beschreibung des Weinstocks dürfen wir aber schließen, daß die ganzen Weintrauben auch zum Verzehr geeignet sind, nicht nur in Form von vergorenem Traubensaft.

Gemüse, Salate, Beilagen

Wichtig!
Nur ausgereifte Früchte und Samen finden in der Hildegard-Küche Verwendung.
Gemüse, Salate und Beilagen müssen immer in irgendeiner Form zubereitet werden. Ob sie am Feuer gebraten, in Wasser gekocht oder in einer Beize angerichtet werden, ist Nebensache.
S. auch Hinweise über die Herkunft der Zutaten.

Nahrungsgifte

Linse, s. Nahrungsgifte, S. 63 f.
Poree (Lauch), s. Nahrungsgifte, S. 66 f.

Nicht erwähnt sind

Aubergine, s. Nachtschattengewächse, S. 97
Kartoffel, s. Nachtschattengewächse, S. 97
Melone, s. Gurken, S. 106
Paprika, s. Nachtschattengewächse, S. 97
Pepperoni, s. Nachtschattengewächse, S. 97
Spinat, S. Kohl, S. 107

Tomate, s. Nachtschattengewächse, S. 97

Blumenkohl, s. Kohl, S. 107
Brokkoli, s. Kohl, S. 107
Chinakohl, s. Kohl, S. 107
Grünkohl, s. Kohl, S. 107
Kohlrabi, s. Kohl, S. 107
Mairübe, s. Kohl, S. 107
Marktstammkohl (Futterwecke), s. Kohl, S. 107
Rosenkohl (Sprossenkohl), s. Kohl, S. 107
Rotkohl, s. Kohl, S. 107
Sprossenkohl (Rosenkohl), s. Kohl, S. 107
Weißkohl, s. Kohl, S. 107
Wirsing, s. Kohl, S. 107

Bindesalat, s. Gartensalat (Gartenlattich), S. 104
Blattbatavia, s. Gartensalat (Gartenlattich), S. 104
Eichblattsalat, s. Gartensalat (Gartenlattich), S. 104
Eissalat, s. Gartensalat (Gartenlattich), S. 104
Kopfsalat, s. Gartensalat (Gartenlattich), S. 104
Lattich, s. Gartensalat (Gartenlattich), S. 104
Lollo rosso, s. Gartensalat (Gartenlattich), S. 104
Pflücksalat, s. Gartensalat (Gartenlattich), S. 104
Romanasalat, s. Gartensalat (Gartenlattich), S. 104
Schnittsalat, s. Gartensalat (Gartenlattich), S. 104

Riesenmelone (Riesenkürbis), s. Kürbis, S. 108
Zucchini (Speisekürbis), s. Kürbis, S. 108

Chicorée, s. Endiviensalate, S. 97
Radicchio, s. Endiviensalate, S. 97
Winter-Endivien, s. Endiviensalate, S. 97
Zuckerhut, s. Endiviensalate, S. 97

Endiviensalate

Die Wirkung von Endiviensalat auf den Menschen wird bei Hildegard nicht beschrieben. Da wir seine feinstoffliche Wirkung auf den Menschen nicht kennen, sollten wir seinen Gebrauch so weit wie möglich einschränken. Es gibt genügend andere Salate aus der Lattich-Familie, deren Wirkung bei Hildegard beschrieben ist.

Nachtschattengewächse

Bei Hildegard findet sich keine Beschreibung der in der Küche häufig verwendeten Nachtschattengewächse wie Kartoffel, Paprika oder Tomate.
Man kann allerdings beobachten, daß man nach dem Genuß von Nachtschattengewächsen vermehrt an schlechten Träumen zu leiden hat, besonders wenn die Mahlzeit abends eingenommen wurde. Wir sollten daher auf Nachtschattengewächse in der Ernährung verzichten.

Kranke müssen Nachtschattengewächse in jeder Form meiden, weil sie die Heilung sehr stark verzögern, wenn nicht gar verhindern können.

Wer als Gesunder trotzdem Nachtschattengewächse essen will, soll diese spätestens bei der Mittagsmahlzeit zu sich nehmen und zu keinem späteren Zeitpunkt.

Ampfer - Sauerampfer

»Der Ampfer ist weder warm noch kalt im richtigen Maß, daher taugt er dem Menschen, da der Ampfer gegen die Natur des Menschen erregt ist, nicht zum Essen. Und wenn ein Mensch ihn essen würde, würde er ihn traurig machen und seine Natur (die dem Menschen gegengestellte Subtilität) in unrechtem Maße in seine Eingeweide ausgießen. Aber als Futter für das Vieh und die Ochsen ist er nützlich, weil das, was in ihm für die Kräfte des Menschen schwach ist, für die Kräfte des Viehs nützlich ist.«

Sauerampfer wird in verschiedenen Ernährungsrichtungen als sogenanntes Wildgemüse empfohlen. Hildegard warnt uns allerdings vor dem Verzehr von Sauerampfer, weil er sich zum einen negativ auf das Seelenleben auswirkt – er macht den Menschen traurig –, zum anderen auch das feine Zusammenspiel der Säfte im Bauchraum empfindlich stört. Sauerampfer sollte weder von Kranken noch von Gesunden gegessen werden.

Bachbunge

»Die Bachbunge ist von warmer Natur, und wer daraus ein Mus kocht, unter Beigabe von Fett oder Öl, und sie so ißt, der erleichtert seinen Bauch durch Abführen wie mit einem Trank. Und auch gegessen unterdrückt sie die Gicht.«

Kranke können die Bachbunge zur unterstützenden Behandlung bei Erkrankungen, die dem rheumatischen Formenkreis zugerechnet werden, und Erkrankungen des Magen-Darm-Traktes als Gemüse oder Spinat essen. Auch

gesunden Menschen ist die Bachbunge als Gemüse oder Spinat zu empfehlen.
Die Bachbunge ist eine ausdauernde Pflanze, die gerne in sonnigen Lagen am Ufer fließender Gewässer vorkommt. Sie kann universell zur unterstützenden Behandlung von Gicht und Verdauungsstörungen mit eingesetzt werden.

Beinwell

»Der Beinwell ist kalt. Und wenn ein Mensch ihn ohne Vernunft ißt, gibt er alle Säfte, die in ihm recht gerichtet sind, preis…«

Sowohl Kranke als auch Gesunde sollten Beinwell nicht essen, weil das Säfteverhältnis im Körper ganz empfindlich gestört und somit eine Vorbedingung für Krankheiten geschaffen wird.
Hildegard beschreibt in den nachfolgenden Zeilen, was mit einem Menschen geschieht, der Beinwell (Symphytum, Comfrey,…) ißt: Geschwüre und Wunden heilt er an der Oberfläche zu und verhindert dadurch ein Ausfließen der zur Ausscheidung bestimmten schlechten Säfte. Das führt zu einer schleichenden inneren Vergiftung des gesamten Organismus. Langwierige Heilungsverzögerungen sind die Folge.
Wir sollten auf Beinwell in der Hildegard-Küche verzichten, auch wenn er von anderen Ernährungsrichtungen als Wildgemüse empfohlen wird.

Bohne

»Die Bohne ist warm, und für gesunde und starke Menschen ist sie gut zu essen, und sie ist besser als die Erbse.
Denn wenn die Kranken die Bohne essen, schadet sie ihnen nicht sehr, weil sie nicht soviel Flüssigkeit und Schleim in ihnen bereitet wie die Erbse dies tut. Das Bohnenmehl ist gut und nützlich für den kranken und den gesunden Menschen, weil es leicht und mühelos verdaut werden kann.
Aber wer Schmerzen in den Eingeweiden hat, der koche die Bohne in Wasser unter Beigabe von etwas Fett oder Öl, und nach Entfernen der Bohne schlürfe er die warme Brühe. Dies tue er oft, und es heilt ihn innerlich.«

Kranke können Bohnen als »gesiebte Bohnensuppe« zur unterstützenden Behandlung bei Magen-Darm-Erkrankungen essen. Auch das Bohnenmehl kann von Kranken in verschiedenen Gerichten verwendet werden. Für Gesunde steht zudem Bohnensalat »im Angebot«.

Nicht verwendet werden sollen die grünen oder gelben Brechbohnen – oder »Fisolen«, wie sie unsere österreichischen Nachbarn bezeichnen –, weil diese in unreifem Zustand geerntet werden. Statt dessen nur ausgereifte Bohnenkerne verwenden.
Auch das Heilmittel – die »gesiebte Bohnensuppe« – wird aus den reifen Bohnenkernen gekocht.

Brennessel

»Die Brennessel ist in ihrer Art sehr warm. In keiner Weise nützt es, daß sie roh gegessen wird, wegen ihrer Rauheit.
Aber wenn sie frisch aus der Erde sprießt, ist sie gekocht nützlich für die Speisen des Menschen, weil sie den Magen reinigt und den Schleim aus ihm wegnimmt. Und dies macht jede Art der Brennessel.«

Sowohl Kranke als auch Gesunde dürfen gekochte Brennessel in Form von Brennesselspinat im Frühjahr essen.
Der Brennesselspinat aus jungen, frischen Brennesseln hat einen angenehm würzigen Geschmack und sollte im Frühjahr öfter als Spinat sowie als Beilage zu jeder Mahlzeit gereicht werden, weil er den Magen von Schleim und anderem Unrat reinigt.

Brunnenkresse

»Die Brunnenkresse ist von warmer Natur, und gegessen nützt sie dem Menschen nicht viel und schadet ihm auch nicht viel.
Aber wer Gelbsucht hat oder Fieber, der dünste Brunnenkresse in einer Schüssel und esse sie oft warm, und sie wird ihn heilen.
Und wer gegessene Speisen kaum verdauen kann, der dünste ebenfalls Brunnenkresse in einer Schüssel, weil ihre Kräfte aus dem Wasser stammen, und so esse er, und sie wird ihm helfen.«

Die gedünstete Brunnenkresse wird in der Krankenkost als unterstützendes Heilmittel bei Gelbsucht, Fieber und allgemeinen Verdauungsbeschwerden eingesetzt.
Gesunde können die gedünstete Brunnenkresse als »Verdauungshilfe« in der Küche einsetzen.

Brunnenkresse ist kein Mittel, das Verdauungsstörungen heilt oder die Ursachen der Verdauungsstörung beseitigt, sondern dem Körper nur hilft, mit den schwer verdaulichen Speisen im Verdauungstrakt fertig zu werden.

Buche

»Die Buche ist in richtiger Mischung, und an Wärme und Kälte ist sie gleichwertig und beides in ihr ist gut…
Und wenn jemand aus Buchenblättern, solange sie jung und frisch sind, ein Mus bereitet und es ißt, dann schadet es ihm nicht.«

Ganz junge und frische Blätter der Rotbuche können Kranke und Gesunde im Frühjahr als Wildspinat essen. Dazu müssen die Blätter gedünstet werden.
Laut Hildegard schaden diese Blätter dann nicht, wenn sie in einem Mus gekocht gegessen werden. Schwerkranke sollten auf Buchenblätter verzichten, denn sie benötigen Nahrungsmittel, die sie wieder körperlich aufrichten. Von diesem Spinat heißt es bei Hildegard nur, »daß er ihm nicht schadet«. Das ist für einen Schwerkranken eindeutig zu wenig.

Erbse

»Die Erbse ist kalt und etwas schleimig. Die Lunge macht sie etwas dämpfig. Dennoch ist sie für den Menschen, der von warmer Natur ist, gut zu essen und macht ihn stark.
Für jenen aber, der von kalter Natur ist und krank, taugt sie nicht, weil sie beim Essen in ihm Schleim im Mund erzeugt. Die Erbse ist auch für alle Kranken schädlich und hat keine Kräfte in sich, um die Krankheiten auszutreiben.«

Kranke dürfen – laut Hildegard – keine Erbsen essen, weil diese Schleim im Mund erzeugen und keine Kräfte haben, die Krankheit auszutreiben. Gesunde mit guten Durchblutungsverhältnissen und einem allgemeinen Wärmegefühl dürfen Erbsen essen, allerdings nicht zu viele, weil sie die Lungen belasten und schweratmig machen.

Zu den Erbsen gehören Schalerbsen, Markerbsen und Zuckererbsen.

Fenchel

»Der Fenchel hat angenehme Wärme und ist weder von trockener noch von kalter Natur, wenn man ihn roh ißt, schadet er dem Menschen nicht. Und wie auch immer er gegessen wird, macht er den Menschen fröhlich und vermittelt eine angenehme Wärme und guten Schweiß, und er verursacht auch eine gute Verdauung.
Auch sein Same ist von warmer Natur und nützlich für die Gesundheit des Menschen, wenn er anderen Kräutern beigegeben wird in Heilmitteln. Denn wer Fenchel oder seinen Samen täglich nüchtern ißt, der vermindert den üblen Schleim oder

die Fäulnisse in sich, und er unterdrückt den üblen Geruch seines Atems, und er bringt seine Augen zum klaren Sehen…«

Fenchel ist für kranke und gesunde Menschen in jeder Zubereitung gesund und heilsam. Wie immer Sie Fenchel auch essen – er ist für die Gesundheit zuträglich.
Gemüse- oder Knollenfenchel kann in vielen Gerichten verwendet werden.

Fenchel gehört zu den drei Nahrungsmitteln, die ohne Einschränkungen für Gesunde und Kranke gleichermaßen empfohlen werden können. Das sind: Dinkel, Fenchel und die Edelkastanie.

Gartensalat

(Gartenlattich)

»Die Lattiche, die gegessen werden können, sind sehr kalt, und ohne Würze gegessen machen sie mit ihrem unnützen Saft das Gehirn des Menschen leer und füllen den Magen mit Krankheit.
Wer sie daher essen will, der beize sie zuerst mit Dill oder mit Essig oder mit Knoblauch, so daß er gegessen wird. Und wenn sie der Mensch auf diese Weise gemäßigt ist, stärken sie das Gehirn und bereiten eine gute Verdauung.«

Allgemein ist der Gartensalat nur in der bei Hildegard beschriebenen Zubereitungsart zuträglich: Der Salat muß gewaschen und dann mit einer Beize, die mit Dill oder Essig oder Knoblauch zubereitet ist, zweimal übergossen werden, so daß er gut ziehen kann. Nur so kann er seine positive Wirkung auf den Körper zur Entfaltung bringen.

Zu den Lattichsalaten gehören:
Kopfsalat, Eissalat, Binde- oder Romanasalat, Schnittsalat oder Lattich und der Pflücksalat oder Blattbatavia (Eichblattsalat, Lollo rosso).

Gundelrebe

»Die Gundelrebe ist mehr warm als kalt, und sie ist trocken, und sie hat gewisse Kräfte der Gewürze, weil ihre Grünkraft angenehm und nützlich ist, so daß ein Mensch, der lange kraftlos ist und dem das Fleisch schwindet, mit Gundelrebe gewärmtes Wasser trinken und die Gundelrebe in Mus oder in Suppen kochen soll, und er esse sie entweder in einer Beilage oder mit Fleisch oder mit ›cucheln‹ (Backwaren), und sie wird ihm helfen, weil ihr guter Saft den Menschen innerlich heilt.«

Kranke und Gesunde können die Gundelrebe gleichermaßen als Spinat oder Gemüse, in Suppen, als Beilage zu Fleischgerichten oder als Einlage in Fleischbrühe essen.

Gundelrebe ist ein stark wucherndes Unkraut in Gärten. Wenn es von einem Beet entfernt wird, sollte es immer in der Küche, nie auf dem Komposthaufen landen!

Gurken

(Salatgurke, Essiggurke...)

»Die Gurken sind feucht und kalt und wachsen von der Feuchtigkeit der Erde, und sie bringen die Bitterkeit der Säfte in den Menschen in Bewegung, und für die Kranken taugen sie nicht zum Essen.«

Kranke und Gesunde sollen Gurken wenn möglich meiden. Sie gehören in gewisser Weise auch zu den Nahrungsgiften, weil sie bei Verzehr den Menschen krank machen können; sie »bringen die Bitterkeit der Säfte in Bewegung«.

Schon mehrmals wurde mir von Patienten berichtet, daß sie nach einer Mahlzeit mit Salatgurken von Gallenkoliken, Rückenschmerzen, Depressionen, unklaren Bauchbeschwerden und Übelkeit geplagt wurden.

Kichererbse

»Die Kichererbse ist warm und angenehm und leicht zu essen, und sie vermehrt dem, der sie ißt, nicht die üblen Säfte.
Wer aber Fieber hat, der brate Kichererbsen über frischen Kohlen und esse sie, und er wird geheilt werden.«

Kranke und Gesunde können Kichererbsen essen.

Kichererbsen können, wenn sie in der täglichen Ernährung konsequent eingesetzt werden, die Blutfette auf ein Normalmaß senken. Allerdings muß man dazu auch alle »Nahrungsgifte« meiden. Geröstete und gesalzene Kichererbsen sind eine willkommene Knabberei für Kinder und Erwachsene.

Kohl

»Die Kohlarten sind von feuchter Natur, und der Wirsing ist etwas mehr kalt als warm, und ein wenig von trockener Natur, und sie wachsen von der Flüssigkeit des Taus und der Luft.
... und ihr Saft ist eher unnütz, und in den Menschen werden Krankheiten von ihnen erzeugt, und schwache Eingeweide werden verletzt.
Aber wenn gesunde Menschen, die starke Adern haben und nicht sehr fett sind, diese essen, können sie dieselben durch ihre Kräfte bewältigen.
Aber für fette Menschen sind sie schädlich, weil ihr Fleisch an Saft Überfluß hat, und gegessen sind sie ihnen fast so schädlich wie den Kranken.
Und im Mus und im Fleisch gekocht sind sie schädlich, und sie vermehren eher die üblichen Säfte, als daß sie diese vermindern.«

Kranke und dicke Menschen sollen auf Kohlgerichte verzichten, da durch Kohl verschiedene Krankheiten im Verdauungstrakt ausbrechen können. Gesunde, magere Menschen mit starken Adern dürfen Kraut essen, es soll allerdings nicht in irgendwelchen Mahlzeiten gekocht worden sein, weil es in dieser Zubereitungsart auch auf diese Menschen krankmachend wirkt.
Kohl oder Kraut sollte wirklich nur von gesunden Menschen gegessen werden. Der Hinweis Hildegards, daß beides nicht in Mus oder im Fleisch gekocht werden soll, läßt m.E. darauf schließen, daß das Kraut in Form von ro-

hem (ungekochtem) Sauerkraut oder als Krautsalat ohne Zugabe von Speck oder geräuchertem Schweinefleisch usw. verzehrt werden soll. Lange ge- oder verkochtes Kraut, wie es gerne zu Fleisch und Würstchen gereicht wird, sollte man nicht essen, weil es dann auch für gesunde, magere Menschen schädlich werden kann.

Zu den Kohlsorten zählen:
Blumenkohl, Brokkoli, Rotkohl, Weißkohl, Wirsing, Rosen- oder Sprossenkohl, Grünkohl, Chinakohl, Kohlrabi, Kohlrüben, Mairüben und der Markstammkohl, der zu Futterzwecken angebaut wird.

Kürbis

»Die Kürbisse sind trocken und kalt und wachsen von der Luft. Und sie sind für Kranke und Gesunde gut zu essen.«

Für Gesunde wie Kranke können Kürbisse auf viele verschiedene Arten zubereitet werden. Die Palette reicht von der Kürbissuppe über den süß-sauer eingelegten Kürbis bis zum überbackenen Kürbis. Ganz hervorragend, als Nachtisch oder als Beilage zu Fleischgerichten, schmeckt der süß-sauer eingelegte Kürbis.

In die Familie der Kürbisse gehören:
Die Riesenmelonen oder auch Riesenkürbisse mit ihrer gelben, genetzten Schale wie Zucchini bzw. Speisekürbisse.

Melde

»Die Melde ist mehr kalt als warm, aber doch etwas gemäßigt, und gegessen bewirkt sie eine gute Verdauung...«

Melde kann sowohl von Kranken als auch von Gesunden als Zugabe zu Salat und Spinat verwendet werden.

Melde ist wie ein Unkraut, das beinahe in jedem Garten wächst. Einmal angebaut, vermehrt sie sich recht munter weiter. Sie sollte - wie auch die Gundelrebe - nie auf dem Komposthaufen landen, sondern stets in der Küche und anschließend auf dem Küchentisch.

Möhre

(Karotte, gelbe Rübe)

»Die Mohrrübe ist eine Erquickung des Menschen und nützt ihm weder zur Gesundheit noch schadet sie ihm; aber gegessen füllt sie den Bauch.«

Möhren, Karotten oder »gelbe Rüben« sind ein ideales »Diätgemüse«, weil sie »weder nützen noch schaden, sondern den leeren Bauch füllen«, so daß sich kein Hungergefühl breitmachen kann und zu »Diätfehlern« verleitet.

Möhren können sowohl von Kranken als auch von Gesunden in Maßen verzehrt werden.

Pastinak

»Der Pastinak ist kalt und eine Erfrischung für den Menschen, und er nützt ihm nicht viel zur Gesundheit noch schadet er ihm. Aber gegessen füllt er lediglich den Bauch des Menschen.«

Pastinak und Mohrrübe weisen in der Originalschrift beinahe denselben Text auf. Pastinaken haben einen intensiveren Geschmack als die gelben Rüben.
S. auch Möhre.

Pilze

»Die Pilze, die über der Erde entstehen, welcher Art sie auch seien, sind wie Schaum und Erdschweiß, und dem Menschen, der sie ißt, schaden sie etwas, weil sie Schleim und Schaum in ihm verursachen...«

Das Kapitel über die Pilze ist bei Hildegard noch länger und ausführlicher beschrieben. Nur der Pilz, der an der Buche und der Weide wächst, ist laut Hildegard gut zu essen, jedoch sollten wir auf Pilze prinzipiell verzichten, da beinahe alle Pilze nach dem Reaktorunglück von Tschernobyl sehr stark erhöhte radioaktive Werte aufweisen.
Kinder und im Wachstum befindliche Jugendliche sollen grundsätzlich keine Pilze essen.
Auch Erwachsene, seien sie krank oder gesund, sollten auf Pilze in der Ernährung verzichten.

Rettich

»Der Rettich ist mehr warm als kalt. Aber nachdem er ausgegraben ist, soll man ihn unter der Erde an einem feuchten Ort für zwei oder drei Tage ausgegraben liegen lassen, damit sein Grün gemäßigt werde, auf daß er umso besser zu essen sei.
Und gegessen reinigt er das Gehirn und vermindert die schädlichen Säfte der Eingeweide. Denn wenn ein starker und fetter Mensch Rettich ißt, heilt er ihn und reinigt ihn innerlich.
Den Kranken aber und den am Körper Mageren schädigt er. Aber wenn ein Kranker ihn essen will, soll er ihn zuvor auf einem erhitzten Stein trocknen und pulverisieren, und diesem Pulver gebe er helles oder gebratenes Salz bei sowie Fenchelsamen, und so esse er ihn mit Brot, und seinen Unrat reinigt er innerlich und kräftigt ihn...
Wer aber Rettich ißt, der esse nachher Galgant, und dies unterdrückt den Gestank des Atems, und so schadet er dem Menschen nicht.«

Für Kranke:

Unterstützend zur Reinigung des Verdauungstraktes nimmt man gepulverten Rettich mit Fenchelsamen und hellem Salz auf Brot.
Anschließend 1 Messerspitze Galgant auf der Zunge zergehen lassen, um den Atem zu reinigen.

Für Gesunde:

Gesunde, kräftige und gleichzeitig beleibte Menschen dürfen Rettich essen, wenn er nach der Ernte noch drei Tage an einem feuchten Ort unter der Erde gelagert wurde.

Dann ist er für diese Menschen gut und vorteilhaft in der Wirkung.
Magere gesunde Menschen sollen Rettich nur dann essen, wen er wie unter »für Kranke« beschrieben zubereitet wurde, weil er ihnen sonst gesundheitlichen Schaden zufügt.

Rote Bete (Randen)

»Die Rübe ist mehr warm als kalt, und sie liegt schwer im Magen des Menschen, aber dennoch kann sie leicht verdaut werden. Und wer sie roh essen will, der schäle die ganze äußere Rinde, die dick ist, weil ihr Grün dem Menschen schadet. Und wenn die Rinde entfernt ist, esse er das, was innen ist. Aber gekocht ist sie besser als roh, und sie bereitet keine üblen Säfte...«

Rote Bete können von Kranken und Gesunden als Salat gegessen werden. Vor der Zubereitung als Salat sollten sie allerdings zuerst gekocht und anschließend geschält werden. So haben sie eine positive Wirkung auf den Organismus.

Saubohne

»Die Saubohne ist kalt.
Und wer in den Eingeweiden Schmerzen hat, so daß er wie anschwillt, der mache Saubohne zu Mehl, und dann füge er ein wenig Brot bei, das zu Pulver gemacht wurde, sowie ein wenig Fenchelsamen oder etwas Liebstöckelsaft, und so koche er mit Wasser gleichsam die Speise und esse ein wenig, und das tue er oft, und es heilt die kranken Eingeweide.«

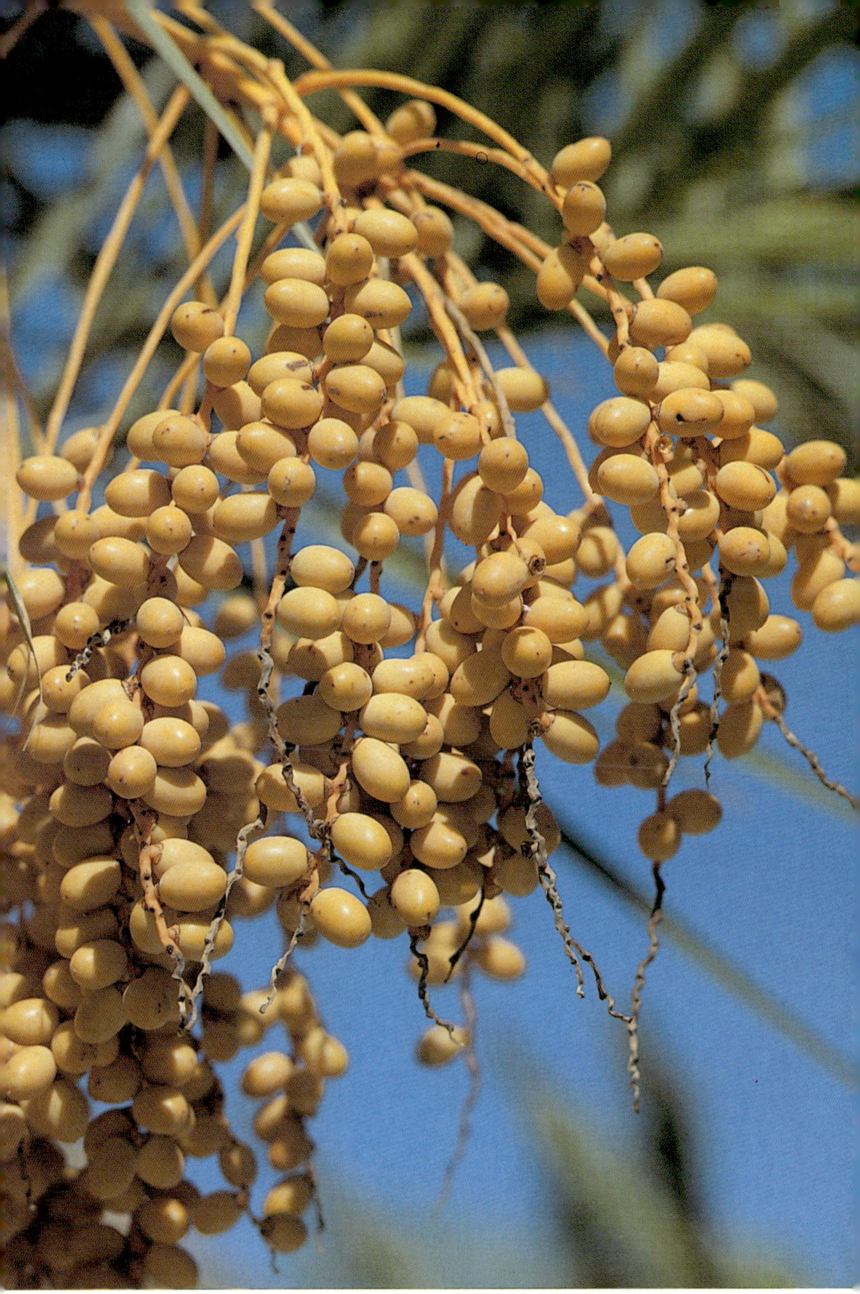

Dattelpalme *(Foto: Bildagentur Geduldig)*

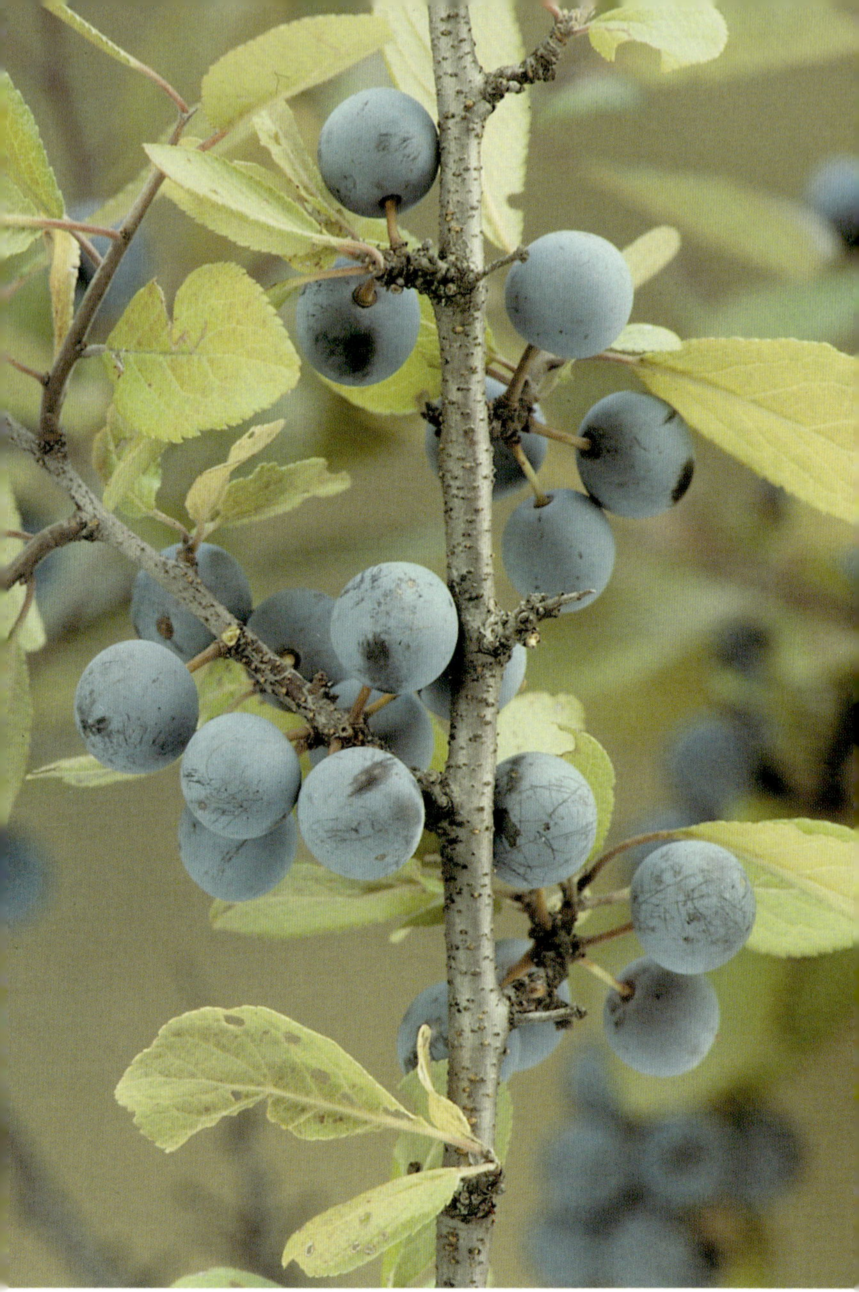

Schlehe *(Foto: Andreas Riedmiller)*

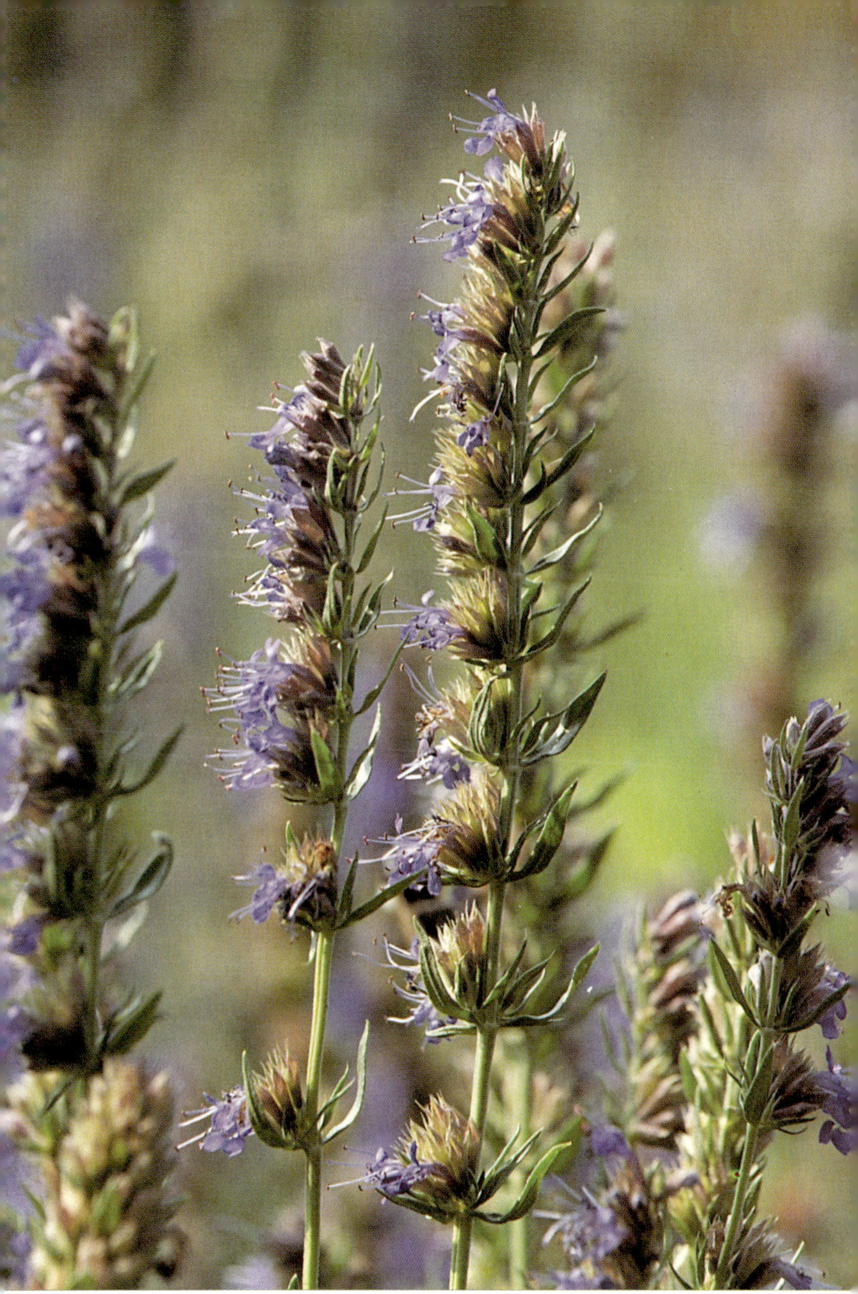

Ysop *(Foto: Andreas Riedmiller)*

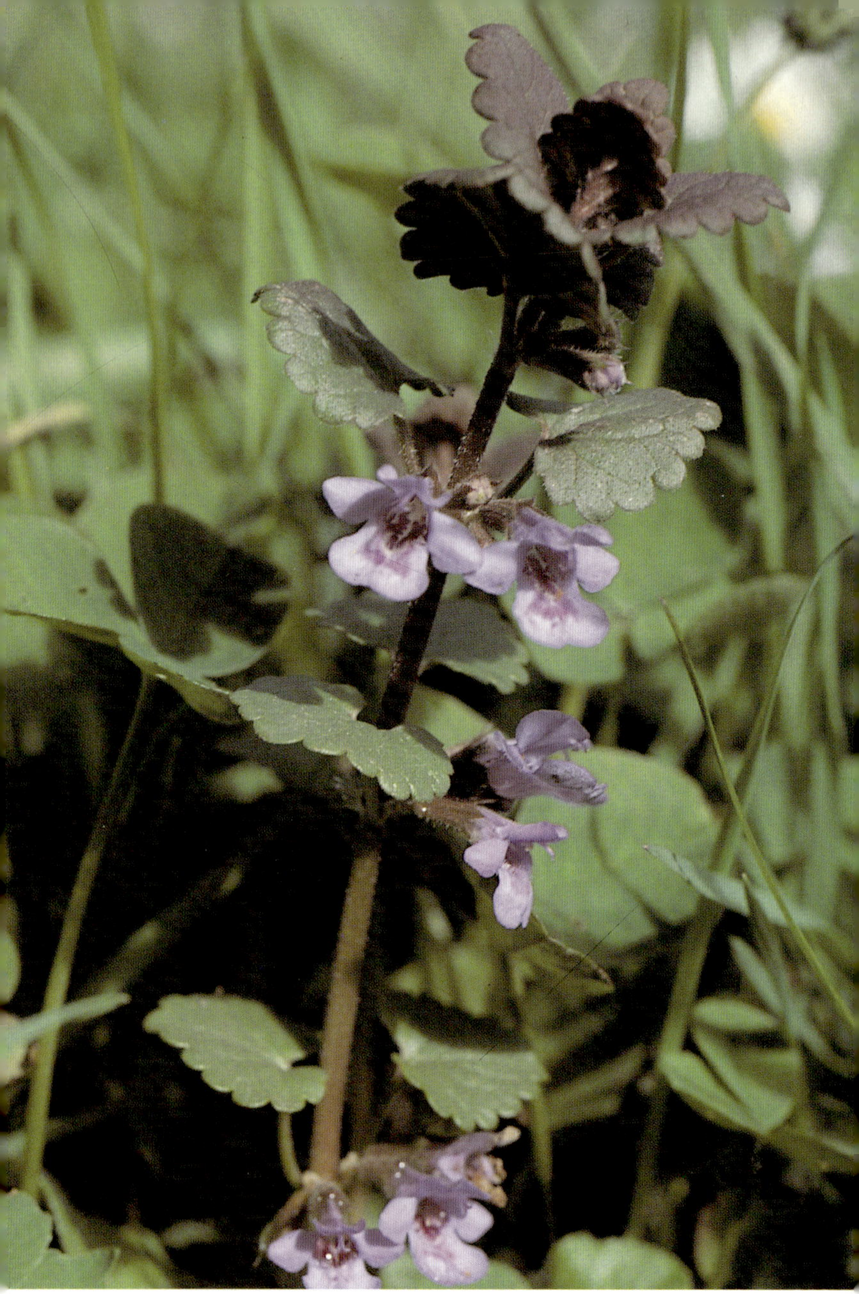

Gundelrebe *(Foto: Wolfgang Willner)*

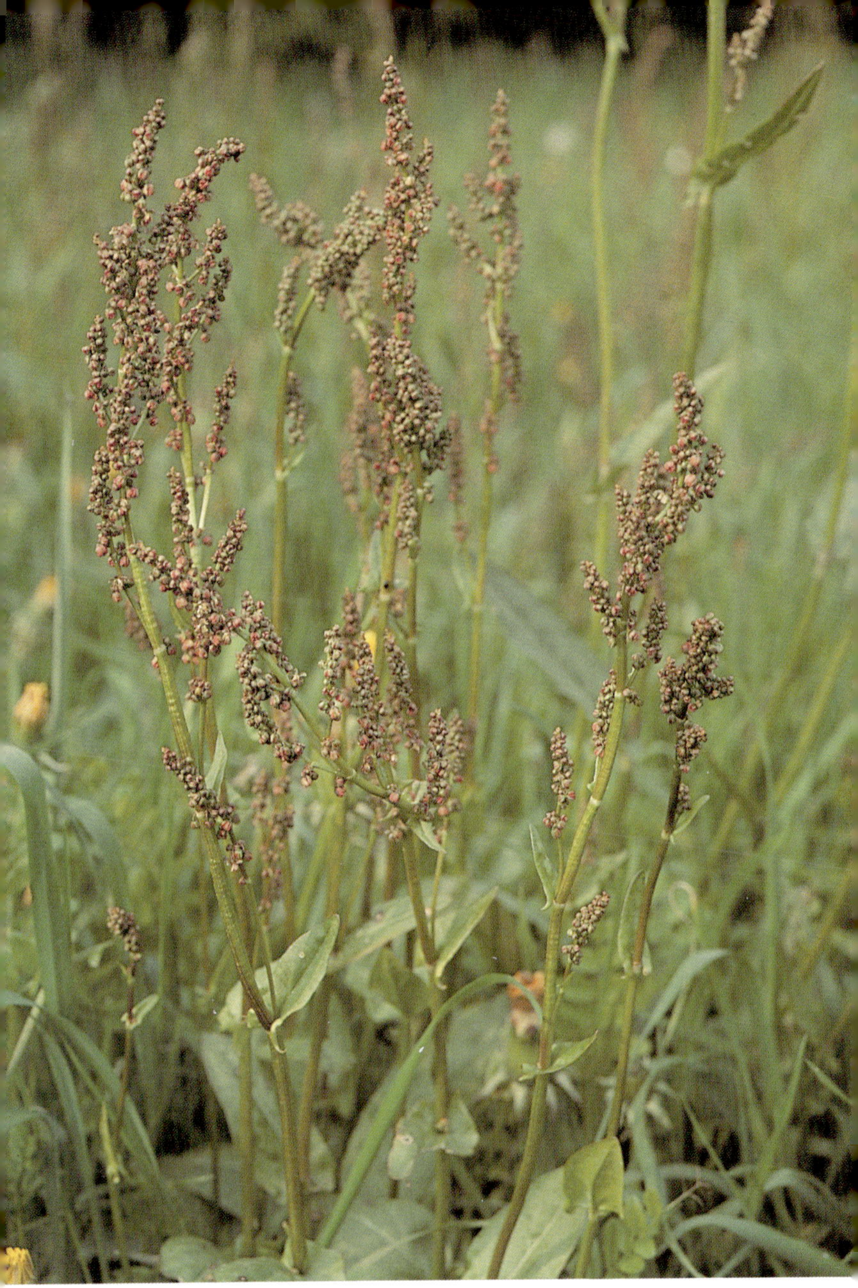

Sauerampfer *(Foto: Otto Willner)*

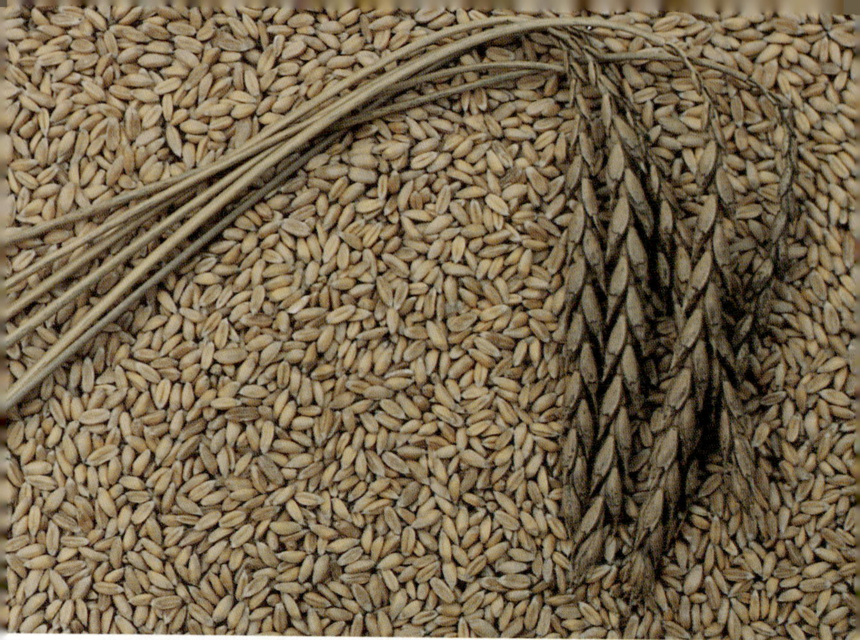

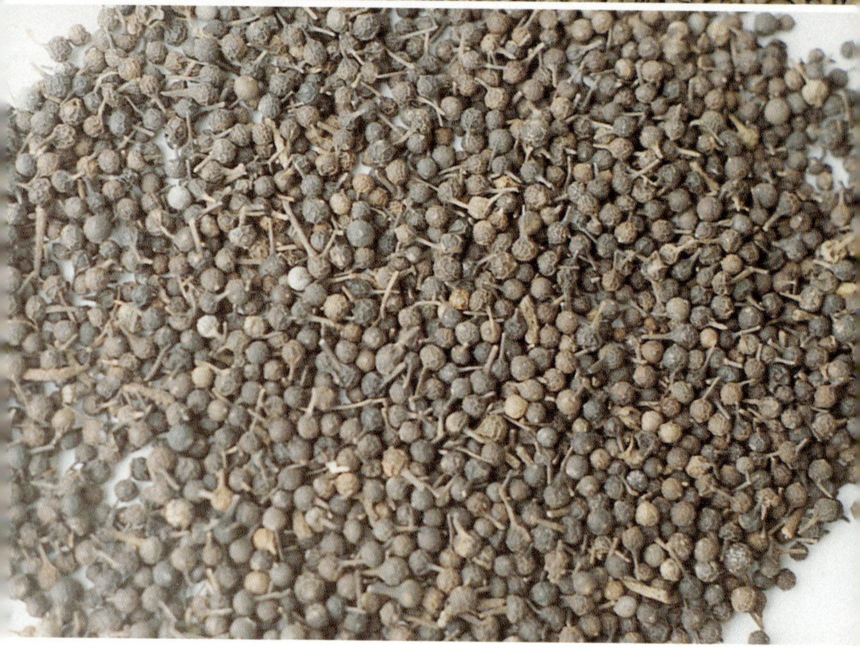

Oben: Dinkel *Unten:* Kubebenfrüchte *(Fotos: Reinhard Schiller)*

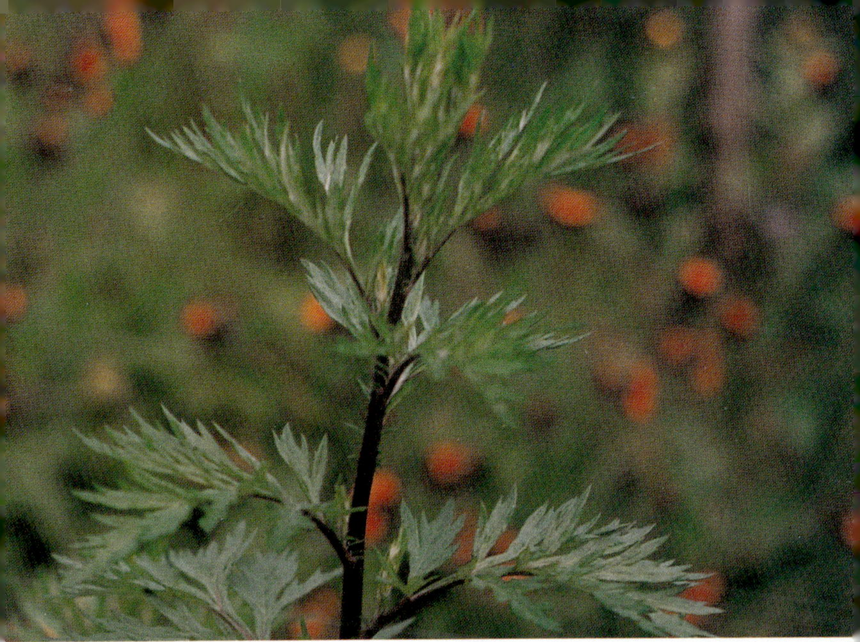
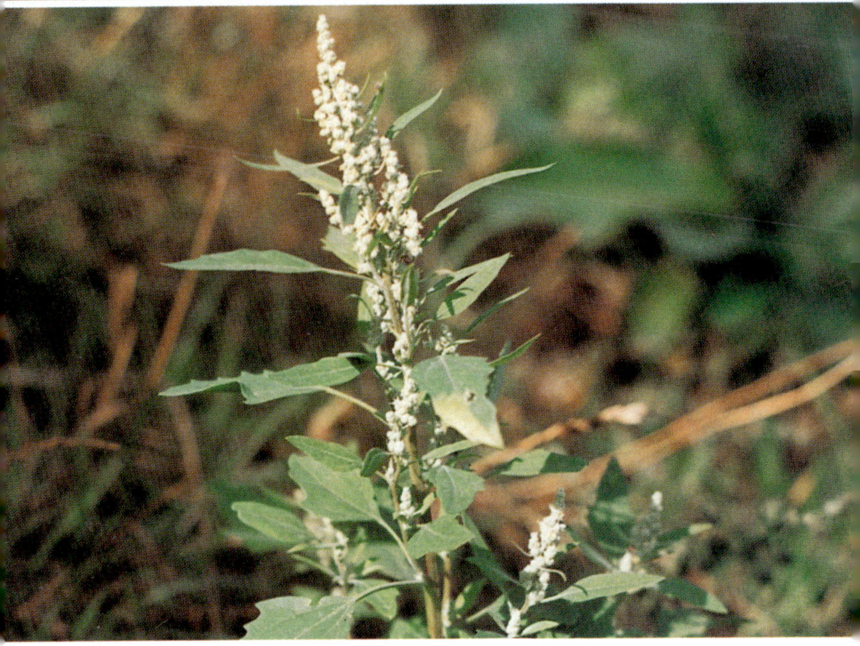

Oben: Beifuß *Unten:* Melde *(Fotos: Reinhard Schiller)*

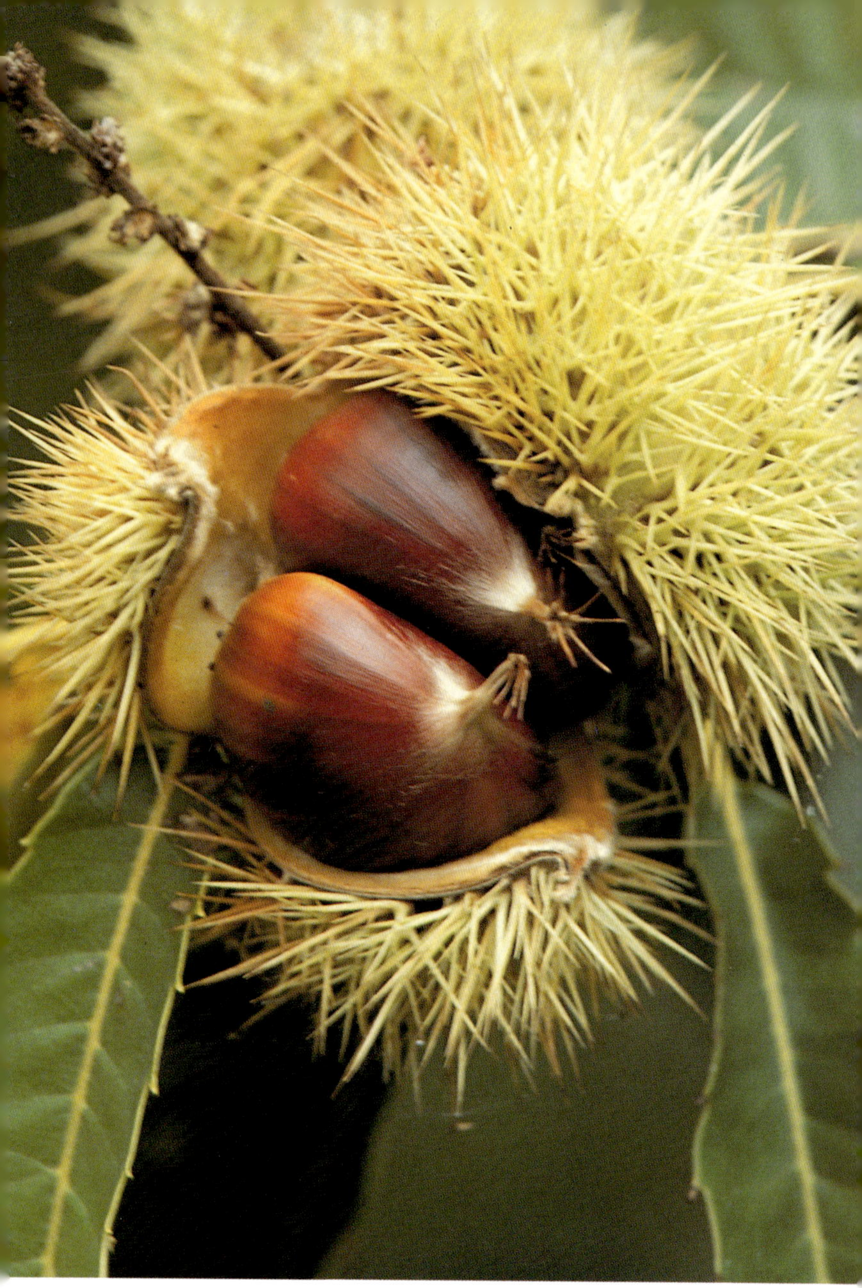

Edelkastanie *(Foto: Bildagentur Silvestris)*

Kranke dürfen die Saubohne in der beschriebenen Weise als Suppe zur Linderung von Schmerzen in den Eingeweiden essen.

Von Gesunden können Saubohnen in der Küche wie normale Bohnen verwendet werden.
Saubohnen sind viel größer als die bei uns gebräuchlichen Gartenbohnen und können bereits im zeitigen Frühjahr ausgesät werden, wogegen die Gartenbohnen erst nach den Eisheiligen gesät werden sollen.

Schalotte

»Die Schalotte ist kalt und giftig und taugt weder dem Gesunden noch dem Kranken zum Essen.
Wer sie jedoch essen will, der lege sie zuvor in Wein und beize sie darin, und so esse sie sowohl der Gesunde als auch der Kranke.
Jedoch für den Kranken ist sie, mäßig genommen, besser roh als gekocht, denn wenn er sie gekocht äße, würde sie ihm Bauchschmerzen bereiten. Und daher, wenn er sie roh essen will, beize er sie zuvor in Wein, wie oben gesagt wurde.«

Schalotten sollen weder von Gesunden noch von Kranken gegessen werden, weil sie die Säfte im Bauchraum empfindlich stören können.

Sellerie

»Der Sellerie ist warm, und er ist mehr von grüner als von trockener Natur. Er hat viel Saft in sich, und roh taugt er für den Menschen nicht zum Essen, weil er so üble Säfte in ihm bereitet.
Gekocht aber schadet er dem Menschen nicht beim Essen, sondern er verschafft ihm gesunde Säfte. Auf welche Weise er aber auch gegessen wird, versetzt er den Menschen in unsteten Sinn, weil sein Grün ihm bisweilen schadet und ihn bisweilen traurig in seiner Unbeständigkeit macht.«

Menschen mit Neigung zu Unbeständigkeit, Melancholie und Depressionen sollten Sellerie in jeder Form meiden.

Gesunde mit ausgewogener Stimmungslage können gekochten Sellerie, der als Salat angerichtet oder als »Sellerieschnitzel« zubereitet wurde, bedenkenlos essen.

Zwiebel

»Die Zwiebel hat nicht die rechte Wärme, sondern scharfe Feuchtigkeit…
… Und roh ist sie so schädlich und giftig zu essen wie der Saft unnützer Kräuter. Gekocht ist sie gesund zu essen, weil durch das Feuer das Schädliche, das in ihr ist, vermindert wird. Gut gekocht ist sie für jene gut, die Schüttelfrost oder Fieber oder Gicht haben.
Jenen aber, die magenkrank sind, bereitet sie sowohl roh als auch gekocht Schmerzen, weil sie feucht ist.«

Magenkranke sollten die Zwiebel in jeder Zubereitungsart meiden.

Gesunde Menschen können Zwiebeln essen, allerdings müssen sie vorher gekocht oder gedünstet werden, um im Verdauungstrakt keinen Schaden anzurichten.

Es können sowohl die roten als auch die weißen Gartenzwiebeln verwendet werden.

Geflügel

Bei der Auswahl von Geflügel, Fleisch und Fisch wurde darauf verzichtet, alle bei Hildegard als »zum Genuß unbedenklichen Fleischsorten« aufzuführen. So finden sich hier keine (selbst nach den Beschreibungen Hildegards zum Verzehr geeigneten) Singvögel oder unter Naturschutz stehende Arten, sondern nur bei uns gängige Nahrungsmittel, denn diese genügen in aller Regel für die tägliche Ernährung.
Ebenso finden sich in der folgenden Auflistung keine Greifvögel, nicht nur, weil nach Hildegard »alle Vögel, die mit den Krallen rauben, für den Menschen nachteilig zu essen sind«, sondern vielmehr, weil sie vor allem für die Regulierung der tierischen Schädlinge in unserer Umwelt dringend benötigt werden.

Ente (Hausente)

»Die Ente, die zahm ist, hat schwere Wärme und etwas von der Luft der Wildtiere…
Und sie ernährt sich von Unreinem, aber das Unreine, das sie verschlingt, wird durch das Wasser, in dem sie oft schwimmt, in ihr gereinigt und geht durch sie hindurch.
Gesunde können ihr Fleisch verkraften, wenn sie es essen, für die Kranken aber taugt es nicht. Alles übrige (in der Ente)

taugt nichts. Aber wer die Ente essen will, der esse sie nicht in Wasser gekocht, sondern, wie bei der Gans gesagt wird, er brate sie am Feuer. Die Eier aber sind Gift und sind für den Menschen wie der Biß der Spinne.«

Hausenten sollten von Kranken nicht gegessen werden. Gesunde dürfen sie nur essen, wenn sie mit einer Kräuterfüllung aus Salbei (der die schädlichen Säfte mindert) und anderen Kräutern gebraten werden.
Dem Kapitel über die Hausente können wir auch entnehmen, wie wichtig eine natürliche Haltung, Aufzucht und nicht zuletzt die Fütterung der Tiere sind, um gesundes Fleisch auf den Tisch zu bekommen. Hausenten, die zum späteren Verzehr bestimmt sind, sollten unbedingt einen kleinen Weiher zum Schwimmen und zur Reinigung haben. Nur, wenn sie die Möglichkeit haben, sich im Wasser von ihrer »Unreinheit« zu befreien, können sie von Gesunden gegessen werden.

Gans (Hausgans)

»Die Gans ist warm... und sie ernährt sich von reiner und unreiner Nahrung.
Und wegen dieser doppelten Natur taugt ihr Fleisch für Kranke nicht zum Essen, weil es im Menschen oft Schleim und Geschwüre bereitet, wie die Krätze und wie der Lepra ähnliche Geschwüre, weil die Gans sich bisweilen von Unreinem ernährt.
Gesunde Menschen können das gegessene Fleisch irgendwie verkraften.
Aber wenn jemand eine Gans essen will, lasse er sie drei oder zwei Tage lang starken Durst leiden, damit die schlimmen Säfte, die in ihr sind, verschwinden, dann soll er sie mit Korn

ernähren, und dann töte er sie und brate sie am Feuer. Und wenn sie gebraten wird, stopfe er Salbei und andere Kräuter in sie hinein, und ihr Saft (der Saft der Kräuter) wird (das Fleisch) durchdringen. Und mit einem Wedel besprenge er sie immer mit Wein und Essig, damit das Blut aus ihr ausfließt, weil ihr Fett nicht gegessen werden soll, da es den Menschen krank macht, und weil es von üblen Säften fett geworden ist. Und wer gesund ist, esse sie auf diese Weise gebraten mäßig.
Aber in Wasser gekocht ist sie zur Speise des Menschen schlecht, weil die schlechten Säfte, die in ihr sind, durch das Wasser nicht (so intensiv) aus ihr entfernt werden, wie dies geschieht, wenn sie am Feuer gebraten wird.
Aber ihre Eier sind als Speise für den Menschen schlecht, wie immer sie auch zubereitet werden, weil sie die ›skrofeln‹ und viele andere Krankheiten im Menschen bereiten.«

Kranke sollten keine Gänse essen.
Gesunden ist der Verzehr von Gänsen nicht zu empfehlen, obwohl sie in der beschriebenen Zubereitungsart, wenn die Gans – mit Kräutern gefüllt – am Feuer gebraten und immer wieder mit Wein und Essig (Wein-Essig-Gemisch) bespringt wird, gegessen werden kann. Dies aber nur mäßig!

Aufgrund der bei Hildegard beschriebenen Vorbedingung bis zum Schlachten der Gans (2-3 Tage dürsten lassen), die mit unserem Empfinden von Tierschutz und Tierhaltung nicht vereinbart werden kann, möchte ich vom Genuß von Gänsefleisch, Gänseeiern (gekocht, gebraten oder in anderen Gerichten verbacken) und anderen Produkten, zu denen Gänse verarbeitet werden (z.B. Gänseleberpastete), abraten.

Hahn und Huhn

»Der Hahn und die Henne haben beide eine kalte und trockene Natur und fliegen nicht hoch...Und ihr Fleisch ist für gesunde Menschen gut. Wenn es gegessen wird, macht es sie nicht fett, die Kranken aber erquickt es ein wenig.
Wenn aber jemand sehr krank ist und dieses Fleisch oft ißt, bereitet es in seinem Magen Schleim und macht den Magen so krank, daß er gegessene Speisen kaum verdauen kann, weil dieses Fleisch kalt ist.
Wenn aber jemand, der sehr krank ist, Hühnerfleisch essen will, lasse er es mit anderem beliebigem Fleisch kochen, damit es mit deren Saft gemäßigt werde, weil es trocken ist, und so esse er. Gebraten soll er es meiden, weil er es kaum verdauen könnte...«

Kranke dürfen ab und zu Hühnerfleisch in einer Hühnersuppe essen, wenn diese mit anderem Fleisch zusammen, z.B. Rind- oder Schaffleisch, gekocht wurde.
Gesunden ist gleichfalls das gekochte Hühnerfleisch bekömmlicher, doch dürfen sie auch gebratene Hühner essen.

Pute, Truthahn

Die Pute wird bei Hildegard nicht erwähnt, sollte daher nur in geringen Mengen verzehrt werden, weil wir auch die Wirkung auf den Menschen nicht kennen.

Taube (Wildtaube)

»Die Taube ist mehr kalt als warm, und den Morgen des Tages, das heißt, seinen ersten Anfang, der mäßig kalt ist, liebt sie mehr als die Wärme... Und ihr Fleisch ist nicht fest, sondern etwas dürr, und sie verleiht dem Menschen nicht viel Saft, und einem gesunden Menschen nützt sie nicht viel zur Speise, auch wenn sie ihm nicht schadet. Den Kranken, der im Körper schwach ist, schädigt sie, wenn er sie gegessen hat. Die Hohltaube und die Ringeltaube haben dieselbe Natur...«

Kranke müssen das Fleisch von Tauben meiden, weil es ihnen schaden kann. Gesunde können Tauben essen, auch wenn sie keinen unmittelbaren Nutzen für ihre Gesundheit haben.

Turteltaube

»Die Turteltaube ist warm und trocken... Und das Fleisch der Turteltaube taugt nicht zum Essen, weil es die Gicht im Menschen erregt.«

Sowohl Kranke als auch Gesunde sollten auf das Fleisch der Turteltaube verzichten, weil es – so Hildegard – die Gicht im Menschen hervorrufen kann.

Wildente

»Die Wildente hat dieselbe Natur wie die Hausente. Aber die Wilde ist heilsamer zur Speise des Menschen als die Zahme, weil sie sich immer im Wasser aufhält…«

Kranke und Gesunde können Wildenten essen, allerdings sollte sie auch auf dieselbe Weise zubereitet werden, wie es bei der Hausgans beschrieben wurde.

Aus den Beschreibungen über die Hausente und die Wildenten sehen wir, wie wichtig genügend Wasser, evtl. ein Teich, und eine naturnahe Aufzucht und Haltung für die Gesundheit dieser Tiere sind.

Fleisch

Nahrungsgifte:

Schwein, s. S. 68

Bär

»Der Bär hat Wärme fast wie der Mensch…
Und das Bärenfleisch ist für den Menschen nicht gut zu essen, weil es, wenn es gegessen wird, den Menschen so in Begierde entzündet, wie das Wasser – als Gegenbeispiel – dem Menschen den Durst löscht. Das bewirkt auch das Schweinefleisch und das Fleisch anderer Tiere auf gleiche Weise, aber nicht so sehr wie das Bärenfleisch, das bewirkt, daß der Mensch wie ein Rad umgewälzt wird in der Begierde…«

Gesunde und Kranke sollten auf den Genuß von Bärenfleisch verzichten.
Bärenfleisch oder Bärenschinken wird häufig in Spezialitätenläden als Delikatesse angeboten. Wenn wir – von Hildegard – wissen, daß diese »Delikatesse« in bezug auf die Gesundheit ein doch recht zweifelhafter Genuß ist – wie

übrigens auch der Lachs –, so wird ein Verzicht viel leichter fallen.

Elch

»Der Elch ist warm und von großer Stärke, und er ist kühn. Und sein Fleisch ist wegen seiner Stärke zur Speise des Menschen unnütz…«

Für Gesunde und Kranke ist Elchfleisch zum Verzehr nicht geeignet.
Auch wenn Elch in den skandinavischen Ländern und in Kanada gegessen wird, so sollten wir uns doch der Gesundheit wegen an die Hinweise Hildegards halten und auf den Genuß von Elchfleisch verzichten.

Esel

»Der Esel ist mehr warm als kalt, und er ist dumm und fast blind vom Überfluß der Natur, die er in der Begierde hat. Und er hat keine Grimmigkeit und Unterwürfigkeit, und er flieht den Menschen nicht, sondern er ist gerne mit dem Menschen zusammen, weil er in einem Teil seiner Natur die Natur des Menschen berührt.
Aber sein Fleisch taugt dem Menschen nicht zum Essen, weil es stinkend ist von jener Dummheit, die er in sich hat…«

Eselfleisch und alle Zubereitungen, in den Eselfleisch verarbeitet wurde, sollten nicht gegessen werden.

Häufig wird in südlichen Ländern Eselfleisch in Wurstwaren verarbeitet; auch diese sind zum Verzehr nicht geeignet, da die wirkende Kraft im Fleisch, die Subtilität, sich durch die Zubereitung nicht ändert.

Frosch

»Der Frosch ist kalt und etwas wässerig, und daher hat er nicht so üble Kräfte in sich wie die Kröte…«

Über die Genießbarkeit des Frosches, insbesondere der bei uns in »Spezialitätenläden« angebotenen Froschschenkel – importiert aus Ländern der sogenannten »Dritten Welt« –, finden wir bei Hildegard keine näheren Hinweise. Ich möchte aber noch zu bedenken geben, daß die Beine, die Froschschenkel, den Tieren bei lebendigem Leib ausgerissen werden, bevor diese dann qualvoll verenden.

Andererseits werden die Frösche in diesen Ländern zur Bekämpfung der Schadinsekten dringendst benötigt. So betrachtet, ist der Verzehr nicht mehr als »Kavaliersdelikt« zu werten, sondern muß als radikaler, mutwilliger Eingriff in das ökologische Gleichgewicht einer von sich aus schon stark benachteiligten Region gesehen werden. Auch hier regelt die Nachfrage das Angebot.

Hase

»Der Hase ist mehr warm als kalt, und er hat die Sanftheit des Schafes und die Sprünge des Rehes…«

Wir finden bei Hildegard keine Hinweise über die Genießbarkeit des Hasen. Ebenso fehlen Hinweise über das Kaninchen.

Einer anderen Textstelle zufolge vermute ich aber, daß Hase und Kaninchen in Wasser gekocht werden sollen, denn im Kapitel über den Igel kann man folgendes lesen: *»... und koche ihn wie einen Hasen in Wasser...«*

Damit der Hase oder das Kaninchen besser schmeckt, kann das Fleisch vorher in eine Beize eingelegt werden.

Hirsch

»Der Hirsch hat plötzliche Wärme in sich, und er ist weniger kalt, sondern mehr warm, und er frißt reines Futter. Sein Fleisch ist für Gesunde und Kranke gut zu essen.«

Der Hirsch liefert gesundes Fleisch, das sowohl von Kranken als auch von Gesunden gegessen werden kann.
Als Hirschfleisch verwenden wir nicht nur das Fleisch des Rothirsches, sondern auch das des Damhirsches.

Die Leber des Hirsches ist bei Hildegard ein Heilmittel, das unterstützend bei Gicht und einem durch die Verdauung oder durch schwer verdauliche Speisen beschwerten Magen eingesetzt werden kann.

Pferd

»Das Pferd ist mehr warm als kalt, und es hat eine gute Natur in sich, und es hat so große Stärke in sich, daß es nicht weiß, daß es sie hat; und es hat immer das Verlangen, vorwärts zu gehen, und es ernährt sich von Reinem.
Und sein Fleisch ist zäh, und es ist schwer zu essen und dem Menschen nachteilig, so daß es wegen seiner Stärke kaum verdaut werden kann, weil das Fleisch der Tiere, die wiederkäuen, so gemäßigt wird, wie wenn es in einer Presse gewesen wäre, nämlich, daß es leichter gegessen und verdaut werden kann. Aber das Fleisch jener Tiere, die nicht wiederkäuen, ist schwerer und wird nicht so leicht verdaut...«

Pferdefleisch und Zubereitungen aus Pferdefleisch sind für Kranke und Gesunde zum Verzehr nicht geeignet.

In Wochen- und Jahrmärkten finden sich oft Wurstbuden, die Pferdewurst zum Verkauf anbieten. Auch für Erzeugnisse aus Pferdefleisch gilt, was Hildegard über das Fleisch an sich geschrieben hat: *»... es ist dem Menschen nachteilig...«*
Wir sollten daher nicht unsere »Genußsucht« vor der Wurstbude walten lassen, sondern unseren Verstand.

Reh

»Das Reh ist gemäßigt und sanft und hat eine reine Natur...
Und sein Fleisch ist für gesunde und kranke Menschen gut zu essen.«

Rehfleisch kann von Gesunden und Kranken das ganze Jahr über gegessen werden.
Die Rehleber ist bei Hildegard auch ein Heilmittel gegen das bei ihr beschriebene Wanderrheuma.

Rind

»Das Rind ist kalt in seiner Beschaffenheit... Aber sein Fleisch taugt wegen der Kälte, die es in sich hat, für den kalten Menschen nicht zum Essen. Für den warmen aber, der von Natur aus warm ist, ist es wegen der Kälte, die im Fleisch ist, gut zu essen.
Und wenn jemand die stechende Krankheit in seinen Gliedern und in den Gelenken seiner Glieder hat, und wenn er auch in seinem Magen Schmerzen hat, dann koche er die Füße, das ist das ›geswil‹, und den Unschlitt der Rinderfüße, und er esse davon genügend, und es unterdrückt die stechende Krankheit in den Gelenken der Glieder und den Magenschmerz.
Aber wer oft Rinderleber ißt, den stärkt sie wegen ihrer guten Natur...«

Rindfleisch kann nicht ohne Einschränkungen gesunden und kranken Menschen gleichermaßen empfohlen werden.
Für Gesunde mit guter Durchblutung und einem angenehmen Wärmegefühl ist Rindfleisch förderlich und gesund.
Kranke hingegen, die eine verminderte Durchblutung und kalte Gliedmaßen haben und innerlich frösteln, sollten Rindfleisch und Zubereitungen aus Rindfleisch meiden.

Im Rind finden sich allerdings noch verschiedene Heilmittel. Die Gelatine der Rinder- oder Kalbsfüße ist ein gutes Mittel, das unterstützend bei stechenden Gelenkserkrankungen und Magenschmerzen gegessen werden kann. Rindfleisch ist nicht generell als Ersatz für Schweinefleisch zu verwenden. Es ist schwer verdaulich und sollte daher von Menschen mit labilem Kreislauf und von depressiven Menschen nicht gegessen werden. Das gilt nicht nur für Rindfleisch, sondern auch für Kalbfleisch.

Schaf

»Das Schaf, ob Widder oder Lamm, ist kalt, aber dennoch wärmer als das Rind. Und es ist feucht und einfach und hat keine Bitterkeit und Herbheit. Und sein Fleisch ist für gesunde und kranke Menschen gut zu essen.
Aber jener, der am ganzen Körper schwach ist und dessen Adern welk sind, der schlürfe oft vom Saft des Schaffleisches und wenn er will, von der Suppe, in der es gekocht wird, und er esse mäßig Schaffleisch. Und wenn er sich erholt hat, esse er genügend davon, wenn er will (wenn er es mag). Und dieses Fleisch ist im Sommer gut zu essen, weil die Hitze es erwärmt, im Winter aber taugt es nicht zum Essen, weil es kalt ist, und weil auch der Winter kalt ist.
Und der Mensch esse oft und genügend Schafsleber, und es mindert den Schleim in ihm und reinigt den Unrat seines Magens.
Aber auch wer auf der Brust hustet, und wer den Atem ohne Lungenschmerz nur schwer einzieht und ausstößt, der esse oft Schafslunge, und es wird ihm auf der Brust besser gehen…«

Für Kranke ist Schaffleisch nur im Sommer gut und gesund zu essen, es ist sogar als Heilmittel bei Kraftlosigkeit und Körperschwäche in Form von Schaffleisch-Suppe beschrieben. Allerdings soll der Kranke nur mäßig Schaffleisch essen.

Für Gesunde und Kranke ist das Schaffleisch, ob von Lamm oder von älteren Tieren, nur in den Sommermonaten zum Verzehr geeignet.
Wir finden neben der Schaffleisch-Suppe – gegen Kraftlosigkeit – noch andere Heilmittel im Schaf, z.B. reinigt Schafsleber den Magen und vermindert den Schleim darin.
Schafslunge kann unterstützend bei Erkrankungen der Lunge wie zum Beispiel Husten, Bronchitis, Atembeschwerden und Lungenschmerzen gegessen werden.
Bei Hildegard finden wir den Hinweis, daß Schaffleisch nur im Sommer gegessen werden soll, weil es seiner Natur nach kalt ist. Das ist nicht gleichbedeutend damit, daß das Schaf im Sommer geschlachtet werden muß, um keine negativen Auswirkungen auf den Menschen zu haben. Ich vermute, daß auch im Winter geschlachtete Schafe ohne gesundheitlichen Schaden im Sommer gegessen werden können, denn Hildegard gibt letztlich nur den Zeitpunkt des Essens und nicht den des Schlachtens an.
Im Winter gegessenes Schaffleisch würde den Menschen, der durch die von außen auf ihn einwirkenden niedrigen Temperaturen schon ausgekühlt ist, auch in seiner Feinstofflichkeit kalt werden lassen und so die Basis für verschiedene Krankheiten bilden.

Ziege

»Der Ziegenbock hat sehr plötzliche Wärme und eine unbeständige Art und sein Fleisch ist für gesunde und kranke Menschen gut zu essen, und wenn es oft gegessen wird, heilt es die zerbrochenen und zerquetschten Eingeweide, und es heilt und stärkt den Magen dessen, der es ißt…
Ziege, Ziegenbock und die Jungen taugen bis zum August für den Menschen zum Essen…«

Sowohl Gesunde als auch Kranke dürfen Ziegenfleisch essen. Allerdings sollte ab September bis in den frühen Sommer kein Ziegenfleisch gegessen werden, weil dies möglicherweise schaden könnte. Hildegard gibt an, daß diese Tiere im August, also während der größten Sommerhitze, am besten zum Verzehr geeignet sind. Es ist daher anzunehmen, daß das Fleisch nach dieser Zeit weniger günstig für die Ernährung ist. S. dazu auch die Erläuterung beim Schaf.
Von jungen Ziegen kann das Fleisch als Braten zubereitet, gekocht oder gedünstet werden. Alte Ziegen oder Ziegenböcke wird man des intensiven Geschmacks wegen zu Wurstwaren verarbeiten.

Fisch

Nahrungsgifte:

Aal, s. S. 61, Lachs, s. S. 63

Äsche

»Die Äsche stammt mehr von der warmen als von der kalten Luft, und sie liebt den Tag... und sie frißt Gras und Pflänzlein, von denen auch ihr Fleisch gesund und gut ist, sowohl für kranke als auch für gesunde Menschen...«

Die Äsche kann sowohl von Gesunden als auch von Kranken gegessen werden.

Bachforelle

»Die Bachforelle stammt mehr von der warmen als von der kalten Luft, und sie liebt die Nacht, und sie hält sich am Grund von ›bruchwaszern‹ auf, jedoch ernährt sie sich nicht sehr unrein.
Und für kranke Menschen taugt sie nicht zum Essen, die Gesunden aber schädigt sie nicht...«

Kranke sollen die Bachforelle nicht essen.
Für gesunde Menschen stellt sie – nach Hildegard – keine Gefahr beim Verzehr dar.

Barsch

»Der Barsch stammt mehr von der warmen als von der kalten Luft, und er liebt den Tag... Und daher ist sein Fleisch gesund, und er ist für kranke und gesunde Menschen gut zu essen....«

Sowohl Kranke als auch Gesunde können Barsch essen.

Brachse

»Der Brachsen ist mehr warm als kalt, und er hat den Saft der Erde in sich... und er taugt nicht viel zum Essen, weder für Gesunde noch für Kranke, doch sie können (es) überleben...«

Wie wir bei Hildegard lesen, bringt es der Gesundheit keinen Nutzen, wen man Brachsen ißt. Daher sollte generell auf Brachse als Speisefisch verzichtet werden.

Hecht

»Der Hecht stammt mehr aus der warmen Luft als aus der kalten, und er hält sich gerne in der Reinheit und in der Mitte der Gewässer auf...
... Sowohl kranken als auch gesunden Menschen ist es (das Hechtfleisch) gut zum Essen...«

Kranken und Gesunden ist der Verzehr von Hecht zu empfehlen.

Hechtleber ist nach Hildegard ein Heilmittel, das, wenn es oft gegessen wird, die Verdauung des Menschen wieder in Schwung bringt, denn sie »bereitet eine gute und angenehme Verdauung«.

Hering

»Der Hering stammt von der kalten Luft, aber er hat eine unbeständige und kalte Natur, und er liebt den Tag…
… Und wenn er gefangen wird, so daß er frisch ist, taugt er dem Menschen nicht zum Essen, weil er ihn leicht aufschwellen läßt und ihn inwendig in seinem Körper eitrig macht. Und daher ist der frisch gefangene Hering für Gesunde und Kranke schädlich zu essen… Und für den Kranken als auch für den Gesunden ist der Hering heilsamer gebraten als roh zu essen…«

Kranke sollten auf Hering in jeder Zubereitungsform verzichten.
Gesunde können gebratenen Hering in Maßen essen.

Karpfen

»Der Karpfen ist mehr warm als kalt, und er liebt den Tag mehr als die Nacht, und er hat die Wärme der Sümpfe in sich, und von den Sümpfen hat er weiches Fleisch in sich. Und in ihnen sucht er die Nahrung, und er hält sich gerne im Schaum der Gewässer auf.

Und sein Fleisch schadet einem gesunden Menschen beim Essen nicht, einem Kranken schadet es aber etwas...«

Kranke Menschen sollten auf Karpfen verzichten, wogegen Gesunde Karpfen ohne Bedenken essen dürfen.

Hildegard schreibt, daß der Karpfen die Wärme der Sümpfe in sich hat. Ältere Karpfen haben nicht nur die Wärme der Sümpfe in sich, sie haben auch den moosigen Geschmack der Sümpfe in ihrem Fleisch. Man sollte daher darauf achten, daß der Karpfen nicht zu alt ist, wenn er gegessen werden soll.

Rotauge

»Das Rotauge stammt mehr von der warmen als von der kalten Luft, und es liebt den Tag, und es wendet sich im Schaum der Gewässer nach oben... Und es ist für gesunde und kranke Menschen gut zu essen...«

Das Rotauge ist allgemein verträglich.

Scholle

»Die Scholle ist warm und liebt die Nacht, und sie hält sich im Grunde der Gewässer auf. Und sie ernährt sich von einem gewissen unreinen Futter. Und sie taugt weder gesunden noch kranken Menschen viel zum Essen, weil ihr Saft schwach ist. ... Und auch im Kopf tragen sie Gift herum, und daher schadet er (der Kopf) dem Menschen, wer immer ihn ißt...«

Scholle sollte weder von Kranken noch von Gesunden gegessen werden.

Stör

»Der Stör ist mehr vom Kalten als vom Warmen, und er tummelt sich mehr am Tag als in der Nacht...
Er hat gesundes Fleisch, das für gesunde Menschen zum Essen nicht schädlich ist, den Kranken aber etwas Schmerzen bereitet, weil es zu stark für sie ist...«

Stör kann von gesunden Menschen gegessen werden, Kranke sollten allerdings darauf verzichten.

Gewürze

Unter dem Kapitel Gewürze sind nicht nur Pflanzen aufgeführt, die – nach Hildegard – ausschließlich eine positive Wirkung auf den Organismus haben, sondern auch Kräuter, die heute noch oft in der Küche eingesetzt werden, in der Hildegard-Küche aber nicht verwendet werden.
Der Hildegard-Text zu diesen Würzpflanzen ist auch angegeben, um die feinstoffliche Wirkweise aufzuzeigen.

Ampfer - Sauerampfer

»Der Ampfer ist weder warm noch kalt im richtigen Maß, daher taugt er dem Menschen, da der Ampfer gegen die Natur des Menschen erregt ist, nicht zum Essen. Und wenn ein Mensch ihn essen würde, würde er ihn traurig machen und seine Natur (die dem Menschen gegengestellte Subtilität) in unrechtem Maße in seine Eingeweide ausgießen. Aber als Futter für das Vieh und die Ochsen ist er nützlich, weil das, was in ihm für die Kräfte des Menschen schwach ist, für die Kräfte des Viehs nützlich ist.«

Sauerampfer wird in verschiedenen Ernährungsrichtungen als sogenanntes Wildgemüse empfohlen. Hildegard warnt uns allerdings vor dem Verzehr von Sauerampfer, weil er sich sowohl negativ auf das Seelenleben auswirkt – er macht den Menschen traurig – als auch das feine Zusammenspiel der Säfte im Bauchraum empfindlich stört.

Wir sollten daher auf Sauerampfer in der Hildegard-Küche verzichten und ihn weder als Gemüse, als Rohkostsalat noch als Gewürz verwenden.

Beifuß

»Der Beifuß ist sehr warm, und sein Saft ist sehr nützlich, und wenn er gekocht wird und in Mus gegessen wird, heilt er kranke Eingeweide, und er wärmt den kranken Magen.
Und wenn jemand ißt und trinkt und davon Schmerzen leidet, dann koche er mit Fleisch oder mit Fett oder in Mus oder in einer anderen Würze oder einer Zusammensetzung den Beifuß und esse ihn, und er nimmt diese Fäulnis weg, die sich der Kranke durch frühere Speisen und Getränke zugezogen hat, und vertreibt sie.«

Beifußblätter kann man sowohl als Gewürz zu Fleisch- und Gemüsegerichten als auch allein in kleinen Portionen (eßlöffelweise) – Gemüse in Form von »Beifuß-Spinat« – zu sich nehmen.

Wird Beifuß als Gewürz verwendet, so soll er mitgekocht werden, um seine Heilwirkung entfalten zu können.

Bertram – Römischer B.

»Der Bertram ist von gemäßigter und etwas trockener Wärme,

und diese rechte Mischung ist rein und erhält gute Frische. Denn für einen gesunden Menschen ist er gut zu essen, weil er die Fäulnis in ihm mindert und das gute Blut in ihm vermehrt und einen klaren Verstand im Menschen bereitet. Aber auch den Kranken, der schon fast in seinem Körper gestorben ist, bringt er wieder zu Kräften, und im Menschen schickt er nichts unverdaut heraus, sondern bereitet ihm eine gute Verdauung.«

Bertram gilt in der Hildegard-Küche als Universalgewürz. Wir können es messerspitzenweise den Mahlzeiten zugeben. So sorgt Bertram z.B. dafür, daß »nichts unverdaut den Körper verläßt«. Er kann sowohl in den Mahlzeiten mitgekocht als auch nach dem Kochen den Mahlzeiten zugegeben werden.

Wichtig ist, daß nur die echte Bertramwurzel, d.h. römischer Bertram, verwendet wird.

Dill

»Der Dill ist von trockener und warmer und gemäßigter Natur, und auf welche Weise auch immer er gegessen wird, macht er den Menschen traurig. Und roh taugt er nicht zum Essen, weil er größere Feuchtigkeit der Erde in sich hat als der Fenchel, und manchmal zieht er etwas Fettigkeit der Erde an sich, so daß es dem Menschen übel bekommt, ihn roh zu essen; jedoch gekocht gegessen unterdrückt er die Gicht, und so ist er nützlich beim Essen.«

Dill sollte stets in der Mahlzeit mitgekocht werden und wird in der Ernährung gerne als »Diätgewürz« bei Gicht und bei Erkrankungen des rheumatischen Formenkreises eingesetzt, z.B. als Dillsoße.

Er wird seines angenehmen Geschmackes wegen gerne als Gewürz für Marinaden und dem Sud zum Einlegen von Gemüse zugegeben. Auch Kürbissuppen und Fischgerichte gewinnen durch Dill ein sehr feines Aroma.

Menschen, die an Depressionen leiden oder aus irgendeinem Grund traurig sind, sollten Dill sowohl roh als auch gekocht meiden, da er die Traurigkeit im Menschen dann noch verstärken kann, was einen nicht erwünschten Nebeneffekt darstellen würde.

Dost - Origanum vulgare

»Der Dost ist warm und trocken, und keine der beiden (Subtilitäten - weder das Warme noch das Trockene) ist voll in Kraft.
Und wenn ein Mensch ihn essen oder trinken oder ihn auf irgendeine andere Weise in seinen Körper aufnehmen würde, würde er ihm die Lepra bringen und seine Lungen aufblähen; seine Leber bringt er zum Schwinden.«

Dost (Origanum vulgare - einheimischer Dost) sollten wir in der Küche als Würzkraut nicht verwenden, das gilt auch für die Gewürzmischungen, in denen italienisches Origanum (Oregano) enthalten ist.

As Heilmittelzusatz ist er bei Hildegard in verschiedenen Zubereitungen allerdings dringend notwendig, so zum Beispiel beim Brombeer-Elixier. In dieser Zubereitung hat

Dost keine schädigende Wirkung auf Haut, Leber und Lunge, wie dies im Hildegard-Text beschrieben wird.

Fenchel

»Der Fenchel hat angenehme Wärme und ist weder von trockener noch von kalter Natur. Wenn man ihn roh ißt, schadet er dem Menschen nicht. Und wie auch immer er gegessen wird, macht er den Menschen fröhlich und vermittelt ihm eine angenehme Wärme und einen guten Schweiß, und er verursacht eine gute Verdauung. Auch sein Same ist von warmer Natur und nützlich für die Gesundheit des Menschen, wenn er anderen Kräutern beigegeben wird in Heilmitteln…«

Vom Fenchel verwenden wir sowohl die Fenchelknolle als auch das Fenchelkraut und den Fenchelsamen.

Fenchel kann sowohl als Gemüse, als Gewürz, als »Rohkost«-Salat und auch als Getränk in Form von Fencheltee in der Hildegard-Küche verwendet werden. Es gibt bei Hildegard nur sehr wenige Pflanzen, die sowohl roh als auch gekocht für den Menschen gut und gesundheitsfördernd sind. Zu ihnen zählt Fenchel.

Die Fenchelkörner können nicht nur zur Zubereitung von Fencheltee, sondern auch als Gewürz in Salaten und in Brot verwendet werden.

Flohsamen

»Der Flohsamen ist von kalter Natur, und in jener Kälte hat er ein angenehmes Maß (an Kälte)…
… Und den bedrückten Geist eines Menschen macht es durch sein angenehmes Maß (an Kälte) froh, und es fördert und stärkt sein Gehirn, sowohl durch die Kälte als auch durch sein angenehmes Maß (an Kälte) zur Gesundheit…«

Flohsamen wird neben einer entsprechenden Diät bevorzugt als unterstützendes Mittel bei Stuhlverstopfung, Depressionen, Niedergeschlagenheit und seelischer Bedrückung in der Therapie eingesetzt. Dabei wird der Flohsamen teelöffelweise über eine Suppe gestreut und abgelöffelt.
Man kann Flohsamen aber auch pur oder auf Brot essen, allerdings ist dann darauf zu achten, daß genügend Flüssigkeit nachgetrunken wird, weil der Flohsamen den Magen sonst »austrocknen« würde.

Galgant

»Der Galgant ist ganz warm und hat keine Kälte in sich und ist (virtuosus) heilkräftig…
… Und wer Herzweh hat und wer im Herzen schwach ist, der esse bald genügend Galgant, und es wird ihm besser gehen…«

Galgant wird bei Hildegard als heilkräftiges Kraut bezeichnet. Er sollte daher nicht immer und nicht in jedes Fleisch- und Gemüsegericht als »Scharfmacher« gegeben werden. Ab und zu kann jedoch mit Galgant gewürzt werden.

Menschen mit Herzschwäche allerdings können Galgant als Pfefferersatz verwenden, da Galgant die Speisen ohne schädigende Nebenwirkungen würzt. Pfeffer hingegen würde den Menschen schädigen.

Gewürznelke

»Die Gewürznelke ist sehr warm und hat auch eine gewisse Feuchtigkeit in sich, durch die sie sich angenehm ausdehnt wie die angenehme Feuchtigkeit des Honigs.
Und wenn jemand Kopfschmerzen hat, so daß ihm der Kopf brummt, wie wenn er taub wäre, esse er oft Nelken, und das mindert das Brummen in seinem Kopf....«

Gewürznelken können in der Hildegard-Küche vielseitig eingesetzt werden. Besonders den süßsauer eingelegten Kürbissen verleihen im Einlegesud mitgekochte Nelken ein ganz besonderes Aroma.

Ansonsten sind Gewürznelken auch ein Heilmittel, das auf einen erhöhten Blutdruck regulierend einwirkt. Gewürznelkenpulver ist auch ein Bestandteil der »Muskat-Zimt-Nelken-Kekse« (Rezept im Anhang, S. 210).

Ingwer

»Der Ingwer ist sehr warm und ausgedehnt, das heißt zerfließlich, und sein Genuß schadet einem gesunden und fetten Menschen, weil er ihn unwissend und unkundig und matt und zügellos macht.
Aber wer in seinem Körper trocken ist und schon fast stirbt,

der pulverisiere Ingwer und nehme nüchtern dieses Pulver mäßig in Suppen und esse es bisweilen mit Brot, und es wird ihm besser gehen…«

Ingwer ist kein Gewürz für alle Tage und auch nicht für alle Menschen.

Auf einen gesunden Menschen hat Ingwer eine ähnliche Wirkung wie Schweinefleisch. Etwas frei übersetzt heißt das: Ingwer macht gesunde und beleibte Menschen dumm, faul und gefräßig (zügellos in allen Bereichen).

Ingwer wird daher in der Hildegard-Küche ausschließlich bei mageren und äußerst kraftlosen Menschen eingesetzt, als Gewürz, das in Suppen und auf Brot genommen wird.

Kerbel

»Der Kerbel ist von trockener Natur, und er wächst weder von der starken Luft noch von der starken Feuchtigkeit der Erde, sondern in der schwachen Luft, bevor die fruchtbare Sommerwärme entsteht. Dennoch ist er mehr warm als kalt, und diese Wärme ist gesund. Und er gleicht etwas den unnützen Kräutern, denn wenn er roh gegessen wird, bereitet er viel im Rauch im Kopf des Menschen. Weder gekocht noch roh taugt er dem Körper des Menschen zum Essen, es sei denn, daß er in Heilmitteln sehr nützlich ist und die Bruchwunden der Eingeweide heilt…«

Kerbel wird auch heute noch als Würzkraut in Suppen zur »Frühjahrsreinigung« verwendet, weil Kerbel eine harn- und schweißtreibende Wirkung hat.

In der Hildegard-Küche sollten wir allerdings auf Kerbel verzichten, weil er den Körper schwächt und krank macht, es sei denn, sein Saft wird Wein beigemischt und dieser »Kerbel-Wein« zur Behandlung von Eingeweidebrüchen eingesetzt. Nur in dieser speziellen Anwendung ist Kerbel – nach Hildegard – für den Menschen nicht schädlich, sondern ein Heilmittel.

Knoblauch

»Der Knoblauch hat die rechte Wärme…
Für Gesunde und Kranke ist er heilsamer zu essen als der Lauch. Und er muß roh gegessen werden, denn wer ihn kochen würde, machte daraus etwas wie verdorbenen Wein, das ist ›seiger‹ (sauer?), weil sein Saft gemäßigt ist und die rechte Wärme hat…
… Aber er soll mäßig gegessen werden, damit das Blut im Menschen nicht übermäßig erwärmt werde. Wenn aber der Knoblauch alt ist, dann vergeht sein gesunder und rechter Saft, aber wenn er dann durch andere Speisen gemäßigt wird, erlangt er seine Kräfte wieder.«

Frischer Knoblauch sollte – nach Hildegard – immer roh gegessen werden, weil er, wenn er mitgekocht wird, dem Menschen schaden würde. Alten Knoblauch kann man auch in den Gerichten mitkochen, damit er seine Kräfte wieder erlangt.

Vor einigen Jahren lernte ich ein wunderbares »Knoblauch-Rezept« kennen, das im folgenden wiedergegeben sei:

Man nehme Dinkel- oder Weizenvollkornbrot, schneide es in dünne Scheiben und röste es goldbraun in einer Pfanne auf dem Herd oder in einem Toaster. Die frischen, hellbraun gerösteten Brotscheiben werden dünn mit Honig bestrichen. In diesen Butter-Honig-Belag werden frische, hauchdünn geschnittene Knoblauchzehen aufgebracht; je nach Größe der Brotscheiben und der Knoblauchzehen 1/2-1 Stück.
Schmeckt köstlich, auch wenn man es sich allein aus der Beschreibung nicht vorstellen kann.

Kubebe

»Die Kubebe ist warm, und jene Wärme hat die richtige Mischung in sich, und sie ist auch trocken. Und wenn jemand die Kubebe ißt, wird jene ungeziemende Begierde, die in ihm ist, gemäßigt. Aber sie macht auch seinen Geist fröhlich und macht seinen Verstand und sein Wissen rein, weil die ungeziemenden Gluten der Begierde, in denen stinkende und schlammige Flüssigkeiten verborgen sind, auslöscht; und den Geist des Menschen und seinen Verstand macht sie erhellend klar.

Die Kubebenfrüchte können zwischendurch gekaut werden. Sie hinterlassen einen sehr angenehmen, an Minze erinnernden Geschmack. Auch zu verschiedenen Fleisch- oder Gemüsegerichten kann man frisch gemahlenen Kubebenpfeffer als Gewürz verwenden, allerdings muß er sehr gering dosiert werden, um den Geschmack nicht zu sehr zu beeinflussen. Dieser Kubebenpfeffer wird der Mahlzeit vor dem Servieren zugegeben.

Kümmel

(Kreuz- oder Mutterkümmel)

»Der Kümmel ist von gemäßigter Wärme und trocken. Für den Menschen, der dämpfig ist, ist er gut und nützlich zu essen, auf welche Weise auch immer er gegessen wird. Aber jenem, der Schmerzen im Herzen leidet, schadet er, wenn er ihn ißt, weil er das Herz nicht vollkommen erwärmt, das immer warm sein muß.
Für den Gesunden ist er jedoch gut zu essen, weil er ihm einen guten Verstand bereitet und jenem milde Wärme einbringt, der zu warm ist. Aber jedem schadet er, der krank ist, wenn er ihn ißt, weil er die Krankheiten in ihm auflodern läßt, ausgenommen jenem, der in der Lunge Schmerzen leidet. Ein Mensch, der gekochten oder gebratenen Käse essen will, streue Kümmel darauf, damit er nicht davon Schmerzen leidet, und so esse er.«

Unter Kümmel beschreibt Hildegard nicht den bei uns gebräuchlichen Wiesenkümmel, sondern den Mutter- oder Kreuzkümmel. Dieser hat einen uns ungewohnten, eigenartigen Geschmack. Er wird gerne in südlichen Ländern zum Würzen von Fleischgerichten verwendet.

Wie wir bei Hildegard lesen, ist Mutterkümmel nur beschränkt anzuwenden: Kranke Menschen allgemein und Herzkranke im speziellen sollten Mutterkümmel zum Würzen nicht verwenden, weil ihnen das Schaden zufügen würde. Im Gegensatz dazu sollten »Lungenkranke«, die allerdings am Herzen gesund sein müssen, vermehrt Mutterkümmel in der täglichen Küche einsetzen.

Wer nach Käse und Käsegerichten unter Übelkeit, Völlegefühl und Bauchschmerzen zu leiden hat, sollte entweder auf Käse verzichten oder bereits die Mahlzeit mit Mutterkümmel würzen, was die Verdauung erheblich erleichtert. Mutterkümmel sollte nicht generell als Brot- oder Standardgewürz verwendet werden.

Leinsamen

»Der Leinsamen ist warm und taugt nicht zum Essen…
… Und wer irgendwo an seinem Körper vom Feuer gebrannt wurde, der koche stark Leinsamen in Wasser, und er tauche ein leinenes Tuch ins Wasser und lege es warm auf jene Stelle, wo er gebrannt wurde, und es zieht die Verbrennungen heraus.«

Leinsamen sollte innerlich nicht verwendet werden. Wer Schwierigkeiten mit der Verdauung hat, sollte Leinsamen am besten durch Flohsamen ersetzen, der zudem eine hervorragende Wirkung auf die Psyche des Menschen hat.

Leinsamen gehört aber unbedingt in den »Erste-Hilfe-Kasten« jeder Küche. Ein in Leinsamenabsud eingetauchtes Leinentuch ist ein wirksames Heilmittel gegen Verbrennungen und Verbrühungen, wie sie in der Küche leider nicht selten vorkommen.

Liebstöckel

»Der Liebstöckel ist von gemäßigter Wärme. Und wenn ihn jemand roh ißt, macht er den Menschen in seiner Natur zerfließend und gibt so dessen Natur preis. Aber wenn ihn jemand gekocht ohne andere Würzen allein äße, würde es ihn schwer und ›unlustig‹ in Geist und Körper machen. Wenn er aber mit anderen Würzen gekocht und gegessen wird, dann schadet er dem, der ihn ißt, nicht sehr.«

Kranke sollten auf den Geschmack von Liebstöckel verzichten, weil ihnen dieses Würzkraut schaden kann. Hildegard schreibt zwar, daß er »nicht sehr schadet, wenn er mit anderen Würzen gekocht wird«. Falls jemand aber eine sehr zarte Gesundheit hat, dann kann auch »ein wenig Schaden« schon sehr viel Unheil anrichten. Schwerkranke sollten auch Gewürzmischungen, in denen Liebstöckel enthalten ist, meiden.

Liebstöckel ist neben seiner Eigenschaft als Gewürz ein wichtiger Zusatz zu verschiedenen Heilmitteln aus der Hildegard-Heilkunde.

Meerrettich

»Der Meerrettich ist warm, und wenn im März alle Kräuter grünen, dann wird auch der Meerrettich weich, jedoch nur für kurze Zeit, und dann ist er gesund zu essen, und er ist für gesunde und starke Menschen gut, weil er die Grünkraft der guten Säfte in ihnen stärkt…«

Meerrettich sollte im März geerntet und gleich frisch ver-

wendet werden. Allerdings schreibt Hildegard, daß er nur für gesunde und starke Menschen - und dies auch nur in dieser Jahreszeit - gut und gesund ist.
Wenn Meerrettich zu einem späteren Zeitpunkt geerntet und gegessen wird, kann er - so Hildegard - sogar schaden.

Kranke und Schwache sollten jedoch überhaupt keinen Meerrettich essen, auch wenn dieser zum richtigen Zeitpunkt geerntet wurde.

Melde

»Die Melde ist aber mehr kalt als warm, aber doch etwas gemäßigt, und gegessen bewirkt sie eine gute Verdauung...«

Die Blätter der Melde können kleingeschnitten jedem Salat als Würze beigemischt werden. Es ist aber auch möglich, ausschließlich Melde als Salat zuzubereiten. Melde wirkt, wenn sie einen Salat zugegeben wurde, leicht abführend; daher anfangs sparsam verwenden, bis man die Wirkung kennengelernt hat und abschätzen kann.

Mohn

»Der Mohn ist kalt und mäßig feucht, und seine Körner führen, wenn man sie ißt, den Schaf herbei und verhindern den Juckreiz, und sie unterdrücken die rasenden Läuse und Nisse, und im Wasser gesotten können sie gegessen werden. Aber roh sind sie besser und nützlicher zu essen als gekocht...«

Mohn wird in Gebäcken wie Mohnstrudel, Mohnhörnchen u.ä. verwendet. Bei Juckreiz und Schlafstörungen kann man auch 1-2 Teelöffel Mohnkörner vor dem Schlafengehen kauen. Kinder nehmen die Mohnkörner lieber zu sich, wenn sie gemahlen und mit etwas Sucanat gemischt werden.

Muskatnuß

»Die Muskatnuß hat große Wärme und eine gute Mischung in ihren Kräften.
Und wenn ein Mensch die Muskatnuß ißt, öffnet sie sein Herz und reinigt seinen Sinn und bringt ihm einen guten Verstand…«

Hildegard beschreibt die Muskatnuß als Heil- und Würzmittel. Wir dürfen sie nicht mit der im Handel erhältlichen Muskatblüte verwechseln.

Muskatnuß sollte in keinem Haushalt fehlen. Allerdings sollten wir sie nur in geringer Dosierung verwenden.

Petersilie

»Die Petersilie ist von kräftiger Natur und hat mehr Wärme als Kälte in sich, und sie wächst vom Wind und von der Feuchtigkeit. Und sie ist für den Menschen besser und nützlicher roh als gekocht zu essen… Jedoch im Geist des Menschen erzeugt sie Schwerfälligkeit…«

Petersilie sollte den Mahlzeiten unmittelbar vor dem Servieren zugegeben und in keinem Fall mitgekocht werden. Sie wird gerne zum Garnieren von kalten Buffets verwendet und kann in dieser Form auch mitgegessen werden. Allerdings schreibt Hildegard, daß Petersilie den Geist des Menschen schwerfällig macht. Wer daher schon in einem gewissen Grad an »geistiger Schwerfälligkeit« leidet, sollte auf Petersilie verzichten.

Pfeffer

»Der Pfeffer ist sehr warm und trocken und hat ein gewisses Verderben in sich und schadet, viel gegessen, dem Menschen und verursacht in ihm Brustfellentzündung, und er gibt die Säfte in ihm preis und bereitet üble Säfte in ihm…«

Mit Pfeffer sollte man in der Hildegard-Küche sehr vorsichtig und sparsam umgehen. Dies gilt sowohl für den bei uns üblichen schwarzen Pfeffer als auch für den »langen« Pfeffer, der ein wichtiger Bestandteil für die Zubereitung des Hirschzungenelixiers (s. Hildegard Pflanzen Apotheke) ist.

Kranke sollten auf Pfeffer verzichten und statt dessen ihre Gerichte mit Galgant scharf würzen.

Pfefferkraut

»Das Pfefferkraut ist warm und feucht, und diese Feuchtigkeit hat eine richtige Mischung in sich, und es ist für Gesunde und Kranke gut und nützlich zu essen. Und das, was sauer,

das heißt bitter in ihm ist, greift den Menschen innerlich nicht an, sondern heilt ihn.
Und ein Mensch, der ein schwaches Herz und einen kranken Magen hat, esse es roh, und es stärkt ihn. Aber auch wer einen traurigen Sinn hat, den macht es fröhlich, wenn er es ißt. Und auch gegessen heilt es die Augen des Menschen und macht sie klar.«

Unter dem Pfefferkraut beschreibt Hildegard vermutlich das Bohnenkraut. Es soll auch nicht gekocht, sondern roh gegessen und den Mahlzeiten zum Schluß beigegeben werden.

Quendel

»Der Quendel ist warm und gemäßigt.
Und ein Mensch, der krankes Fleisch an seinem Körper hat, so daß sein Fleisch wie die Kräfte ausblüht, der esse oft Quendel entweder mit Fleisch oder im Mus gekocht, und das Fleisch seines Körpers wird von innen her geheilt und gereinigt werden...
... Und wenn das Gehirn krank und wie leer ist, dann pulverisiere er Quendel, und dieses Pulver mische er mit Semmelmehl (feines Dinkelmehl) in Wasser, und so mache er Törtchen, und er esse sie oft, und sein Gehirn wird sich besser finden.«

Quendel sollte nach Hildegard mitgekocht werden, damit er seine heilsame Wirkung entfalten kann. Für eine Verwendung eignen sich besonders Fleisch- und Gemüsegerichte sowie bekannte Getreidegerichte. Für Süßspeisen ist der Geschmack von Quendel weniger geeignet.

Quendel ist ein »Diätgewürz«, das unterstützend bei allen Hauterkrankungen verwendet werden kann.

Die bei Hildegard beschriebenen »Quendelcracker« sind ein einfaches Heilmittel, das bei allen Arten von »Kopfkrankheiten« mit eingesetzt werden kann (Rezept s. Anhang, S. 210).

Salbei

»Der Salbei ist von warmer und trockener Natur, und er wächst mehr infolge der Sonnenwärme als infolge der Feuchtigkeit der Erde. Und er ist nützlich gegen die kranken Säfte, weil er trocken ist. Denn roh und gekocht ist er gut für jenen zu essen, den schädliche Stoffe plagen, weil er diese unterdrückt. Nimm aber Salbei und pulverisiere ihn und iß dieses Pulver auf Brot, und es vermindert den Überfluß der schlechten Säfte in dir…«

Salbei hat einen recht intensiven Geschmack und sollte daher in der Küche sehr vorsichtig dosiert werden; zum einen, um die Mahlzeit nicht zu »verwürzen«, zum anderen, um mögliche Überempfindlichkeitsreaktionen zu vermeiden.

Salbei kann sowohl frisch aus dem Garten als auch getrocknet zum Würzen verwendet werden.

Salz

»Das Salz ist sehr warm und etwas feucht, und es ist nützlich zu mancherlei.
Aber wenn ein Mensch die Speisen ohne Salz ißt, macht es ihn innerlich lau, aber wenn er mäßig mit Salz gewürzt ißt, stärkt und heilt es ihn. Wer aber eine zu stark gesalzene Speise ißt, den macht es innerlich dürr und schadet ihm, und es fällt das Salz wie Sand auf die Lunge und trocknet die Lunge aus, weil die Lunge Feuchtigkeit erfordert, und es schadet der Lunge und macht sie dämpfig... Daher muß jede Speise so gesalzen werden, daß die Speise mehr Geschmack hat als das Salz in ihr gespürt wird...«

Hildegard gibt uns in ihrem Kapitel über Salz den Tip:
Nur soviel Salz in das Essen geben, daß das Salz in der Mahlzeit nicht »vorschmeckt«. Das Salz würde sonst die Lunge »austrocknen und dämpfig machen«, d.h. die Atmung behindern. Zuviel Salz im Essen ist zudem ein »Risikofaktor« bei erhöhtem Blutdruck. Davon betroffene Menschen müssen besonders darauf achten, daß sie natriumarmes Mineralwasser trinken.

In der Küche verwenden wir entweder Meersalz, das vor Gebrauch in einer Pfanne trocken »geröstet« wird, oder Salinensalz (Steinsalz) ohne Zusätze.
Kräutersalz eignet sich nicht, wenn diesem Lauch als Würzkraut zugegeben ist.

Süßholz

»Das Süßholz ist von gemäßigter Wärme und bereitet dem Menschen eine klare Stimme, auf welche Weise auch immer es gegessen wird, und es macht seinen Sinn mild und erhellt seine Augen und erweicht seinen Magen zur Verdauung.
Aber auch dem Geisteskranken nützt es sehr, wenn er es oft ißt, weil es die Wut, die in seinem Gehirn ist, auslöscht.«

Die geschälte Süßholzwurzel hat einen sehr süßen Geschmack und sollte vermehrt in Süßspeisen verwendet werden, weil sie eine sehr positive Wirkung auf den gesamten Menschen hat (erhellt die Stimme, macht den Sinn mild, erhellt die Augen, erweicht den Magen, löscht die »Hirnwut«).

Süßholzwurzelpulver kann vielen Süßspeisen als Würze beigegeben werden.

Wer den Geschmack der gemahlenen, ungeschälten Süßholzwurzel als angenehm empfindet, kann sie auch mit Zucker mischen (1/4 Süßholzpulver, 3/4 Rohrzucker) und als »Süßholzzucker« – in Anlehnung an den »Zimtzucker« – über Mehl streuen.
Bei Leber- und Nierenerkrankungen sowie Bluthochdruck ist Süßholz zu vermeiden.

Thymian

»Der Thymian ist warm und trocken…«

Thymian wird in den Rezepten Hildegards ausschließlich zur äußeren Anwendung für Auflagen, Salben und Schwitzbäder beschrieben. Die innerliche Anwendung von Thymian wird bei Hildegard nicht erwähnt. Daher sollten wir Thymian als Würze von Speisen nicht verwenden.

Wer auf den Geschmack von Thymian nicht verzichten will, kann seine Mahlzeiten ersatzweise mit Quendel würzen (s. Quendel, S. 152).

Wermut

»Der Wermut ist sehr warm und sehr kräftig und ist der wichtigste Meister gegen alle Erschöpfungen…«

Wermut wird bei Hildegard nicht ausdrücklich als Würzkraut empfohlen. Seines stark bitteren Geschmackes wegen wird er in der Küche kaum verwendet.

Ysop

»Der Ysop ist von trockener Natur und ist gemäßigt warm, und er ist von so großer Kraft, daß sogar der Stein ihm nicht widerstehen kann, der dort wächst, wo der Ysop hingesät wird. Und wenn man ihn ißt, reinigt er den kranken und stinken-

den Schaum der Säfte, wie die Wärme im Topf den Schaum aufwallen läßt, und er ist für alle Speisen nützlich. Gekocht ist er aber nützlicher, und pulverisiert ist er nützlicher als roh. Gegessen macht er die Leber ›querck‹ (stark) und reinigt etwas die Lunge…«

Ysop sollte in keinem Fleischgericht fehlen. Wir können dazu frische Ysop-Zweiglein oder Ysopblätter mitkochen oder – was nach Hildegard noch besser wäre – den getrockneten und pulverisierten Ysop verwenden.
Wie wir im Hildegard-Text lesen, muß Ysop schon während des Kochens der Mahlzeit zugegeben werden, um seine Heil- und Würzkraft voll entfalten zu können.

Zimt

»Der Zimt ist auch sehr warm und hat starke Kräfte und hält auch mäßig Feuchtigkeit in sich; aber seine Wärme ist so stark, daß sie jene Feuchtigkeit unterdrückt; und wer ihn oft ißt, dem mindert er die üblen Säfte und bereitet gute Säfte in ihm.
… Und ein Mensch, dem der Kopf schwer und stumpf ist, so daß er den Atem schwer durch die Nase ausstößt und einzieht, der pulverisiere Zimt und esse dieses Pulver oft mit einem Bissen Brot, oder er lecke es aus seiner Hand, und es löst die schädlichen Säfte auf, durch die sein Kopf stumpf ist.«

Zimt kann und soll Süßspeisen als Würze beigegeben werden, weil er den Menschen von schlechten Säften reinigt.

Ein Tip zur »Verbesserung« des Fencheltees mit Zimt:
Den Zimt (1 Messerspitze Zimt auf 1 l Fencheltee) schon beim Ansetzen des Tees zugeben. Das Resultat ist ein sehr wohlschmeckender Tee, den auch Kinder gerne trinken.
Auch zum Verdünnen von Obstsäften, wie dies bei Hildegard empfohlen wird, geeignet.

Getränke

Nicht erwähnt sind

Bohnenkaffee

Der Kaffeestrauch wird bei Hildegard nicht beschrieben. Aufgrund seiner »nervenreizenden« Wirkung sollten wir auf den Genuß von Bohnenkaffee verzichten oder ihn zumindest so stark einschränken, daß keine »direkte Abhängigkeit« mehr besteht.

Spirituosen

Spirituosen und Mixgetränke mit Spirituosen sowie alle »harten Getränke« (hochprozentiger Alkohol) sollten wir in jeder Form meiden.

Von Hildegard besonders empfohlen werden

Bier, s. S. 160
Wein, s. S. 170

Bevor die verschiedenen Getränke und ihre von Hildegard beschriebene Wirkung auf den Körper aufgelistet werden, noch ein paar Hinweise Hildegards zum Gebrauch der Getränke allgemein:

»Zu jeder Zeit aber, sei es im Sommer oder im Winter, hat sich der Mensch vor unmäßigem Trinken zu hüten.«

»Wie zu reichlicher Regen dem Erdreich durch das zu viele Wasser schadet, so bringt auch, wer übermäßig trinkt, seinem Körper den Nachteil der schädlichen Säfte.
Es soll sich der Mensch des Getränks auch nicht zu sehr entziehen, denn wenn er sich bei seiner Enthaltsamkeit vom Trinken trocken gemacht hat, bekommt er davon Beschwerde an Körper und Geist. Auch können ihm dann die aufgenommenen Speisen innerlich weder eine gute Verdauung noch körperliche Gesundheit bringen, wie auch der Erdboden schwer zu bearbeiten, hart und trocken wird und keine guten Früchte bringt, wenn ihm die Durchfeuchtung durch den Regen entzogen wird.«

»Wenn der Mensch ißt, arbeitet er beim Essen wie eine Mühle beim Mahlen, und durch die Arbeit beim Essen wird der Mensch innerlich warm, trocknet aus und beginnt so innerlich zu verdorren. Dies ist der Durst. Dann muß er etwas trinken und abermals essen, und wenn er von neuem beim Essen wieder in der Wärme austrocknet, dürstet ihn von neuem und er muß wieder trinken...«

Bier (z.B. Dinkelbier)

»Das Bier aber macht das Fleisch des Menschen fett und gibt seinem Antlitz eine schöne Farbe durch die Kraft und den guten Saft des Getreides...«

Bier ist nicht nur für Kranke ein kräftigendes Getränk, auch Gesunde dürfen Bier in Maßen trinken, um ihrem Körper Energie zuzuführen, doch müssen sie sich davor hüten, zu viel zu trinken, weil dann der Körper davon Schaden nimmt.

Als Bier kann sowohl Dinkel- als auch Gersten- und Weizenbier getrunken werden.

Kaffee

Als Kaffee bezeichnen wir ein Getränk, das aus mehr oder weniger stark gerösteten Samen oder Früchten durch Übergießen mit heißem Wasser oder durch Kochen in Wasser hergestellt wird.

Kaffee, welcher Herkunft er auch sei, kann nicht uneingeschränkt als Getränk empfohlen werden. In den verschiedenen Hinweisen Hildegards, die sich auf die Ernährung beziehen, findet sich keiner, der das Rösten oder Braten von Mahlzeiten als ausgesprochen »gesundheitsfördernd« beschreibt. Vielmehr wird von Hildegard bei der Zubereitung der Mahlzeiten ein Kochen oder Dünsten vorgezogen.

Ich konnte in den Originalschriften auch noch keinen greifbaren Hinweis entdecken, der die Herstellung von Kaffee vermuten ließe. Im Gegensatz dazu finden sich mehrere Vermerke, in denen kranken Menschen davon abgeraten wird, geröstete oder gebratene Mahlzeiten zu essen, weil diese kaum verdaut werden können. Diese warnenden Hinweise kann man vermutlich auch auf die Getränke übertragen.

Um gesund zu leben und gesund zu bleiben, benötigt der gesunde Organismus keinen Kaffee. Folgende Auswahl läßt letztlich nur den »Dinkelkaffee« als mögliche Alternative zu.

Dinkelkaffee

»... Und wie immer die Menschen den Dinkel essen, sei es in Brot, sei es in anderen Speisen, ist er gut und mild...«

Dinkelkaffee fördert die Verdauung. Er ist vom hildegardischen Standpunkt aus der am besten zu bewertende Kaffee. Alle anderen Kaffeesorten schneiden schlechter ab, weil das Ausgangsprodukt nicht so hochwertig ist wie der Dinkel.

Eichelkaffee

»Die Eiche ist kalt, und sie ist hart und bitter, und doch ist weniges an ihr brauchbar. Und sie bezeichnet die Liederlichkeit...
Und auch die Frucht ist für den Menschen ungenießbar, und nicht einmal die Würmlein fressen ihr Holz gerne...
Für Heilmittel ist weder das Holz noch ihre Frucht zu gebrauchen.«

Die Eiche und ihre Frucht, die Eichel, ist also für Heilmittel laut Hildegard nicht zu gebrauchen. Auch der in Notzeiten aus den Eichenfrüchten bereitete Eichelkaffee sollte in der Hildegard-Küche nicht verwendet werden.

Gerstenkaffee

»Die Gerste ist kalt, so daß sie kälter und schwächer ist als die

vorgenannten Feldfrüchte. Und wenn sie als Brot oder als Mehl(-speise) gegessen wird, schadet sie sowohl Gesunden als Kranken, weil sie nicht solche Kräfte hat wie die übrigen Arten der Feldfrüchte…«

Gerstenkaffee sollten wir in der Hildegard-Küche meiden. Im Gegensatz dazu ist Gerstenbier nicht schädlich, sondern kann dem oben beschriebenen Bier zugerechnet werden.

Limonaden

Limonade können wir selbst ganz einfach zubereiten, indem wir z.B. Himbeersirup mit natrium- und kohlensäurearmen Quellwasser mischen. Man kann auch mit fein passierten Früchten (z.B. Mispeln) unter Zugabe von Wasser ein limonadenartiges Getränk herstellen.

> Als Sirup zur Selbstherstellung eignen sich folgende Früchte: Himbeere, Brombeere, Kirsche, Kornelkirsche, Johannisbeere u.a.

Milch

»Die Milch der Kühe und Ziegen und der Schafe und alle Milch ist im Winter heilsamer als im Sommer, weil sie dann die Verschiedenheit der Säfte im Winter in sich nicht herauszieht, wie sie dies im Sommer tut.
Denjenigen, die im Sommer Milch essen, schadet sie etwas, wenn sie gesund sind. Wenn sie aber krank und schwach sind, sollten sie etwas Milch essen.

Wenn jedoch gesunde Menschen im Winter Milch essen wollen, dann sollen sie die Wurzeln der Brennessel nehmen und diese trocknen und dörren und in Milch einlegen und essen, weil die üblen Säfte, die in der Milch sind, durch die Brennessel unterdrückt werden. Wenn aber Kranke und Schwache die Wintermilch wünschen, sollen sie diese kochen und gedörrte Brennesseln einlegen. Im Sommer aber taugt es nichts, Brennesseln in Milch zu legen, weil dann die Brennessel Säfte und Flüssigkeit und Grünkraft in sich hat, und wenn sie dann auf diese Weise in Milch eingelegt würde, erlitte die Milch von ihrem frischen Saft Schaden.«

Milch kann nicht uneingeschränkt als Getränk empfohlen werden.
Zudem werden die aufmerksamen Leser bemerken, daß Hildegard davon schreibt, Milch »zu essen«, d.h. daß die Milch vor jedem Schluck im Mund eingespeichelt werden soll.
Wenn man die Milch einspeichelt, was einer Vorverdauung gleichkommt, dann wird man feststellen, daß sie schon im Mund etwas schleimig wird.

In der Praxis konnte ich feststellen, daß Milch und Milchprodukte die Atemwege von Erwachsenen und Kindern stark verschleimen können und den Lymphfluß erheblich bremsen. Bei Husten, Schnupfen, Heiserkeit, Nebenhöhlenentzündung, Mittelohrentzündung, Ohrenschmerzen u.ä. unbedingt Milch und Milchprodukte meiden. Gesunde erwachsene Menschen sollten auf Milch als Getränk verzichten. Kinder, sofern sie auf Milch nicht allergisch reagieren, können etwas Milch trinken, weil sie für den Knochenaufbau wertvolle Dienste leistet.
In jedem Fall aber soll die Milch in der bei Hildegard be-

schriebenen Weise durch die Brennesseleinlage »entgiftet« werden.

> Wer Milch nicht verträgt, kann auf »Mandelmilch«, die aus Mandelkernen hergestellt wird, umsteigen.

Mandelmilch

»Der Mandelbaum ist sehr warm und hat etwas Feuchtigkeit in sich. Und seine Rinde, seine Blätter und sein Saft taugen nicht viel zu Heilmitteln, weil seine ganze Kraft in der Frucht steckt. Und wer ein leeres Gehirn hat, esse oft die inneren Kerne dieser Frucht, und es füllt das Gehirn und gibt ihm die richtige Farbe.
Und wer lungenkrank ist und einen Schaden an der Leber hat, esse diese Kerne oft, ob roh oder gekocht, und sie geben und bringen der Lunge Kräfte, weil sie den Menschen in keiner Weise dämpfig noch trocken machen, sondern sie machen ihn stark.«

Die Mandelmilch ist ein Getränk, das den Organismus nicht verschleimt und zudem eine Heilwirkung auf den angeschlagenen Organismus besitzt (s. Anhang, S. 209)

Mineralwasser

Mineralwasser können wegen ihrer unterschiedlichen Zusammensetzung und ihrer feinstofflichen Beschaffenheit, die noch dazu sehr stark von den jeweiligen Jahreszeiten abhängig ist, nicht uneingeschränkt empfohlen werden.

Wer auf Mineralwasser nicht verzichten will, kann im

Sommer etwas natrium- und kohlensäurearmes Quellwasser trinken. Allerdings hat man darauf zu achten, daß das Wasser nicht kalt getrunken wird und daß man sich unmittelbar nach dem Trinken etwas körperliche Bewegung verschafft, damit der Körper wieder warm wird.

Obst- und Gemüsesäfte

»Ein Nahrungsmittel, das einen feuchten Saft enthält wie der Saft der Gartenkräuter und der Saft des Obstes ist, häufig und ohne Beigabe von trockenem Brot genossen, macht dem Menschen zuweilen einen Kopfschmerz, der aber bald gestillt wird, weil er durch einen nur schwachen Saft entsteht…«

Obst- und Gemüsesäfte sollen nur zu den Mahlzeiten getrunken werden. Dabei ist darauf zu achten, daß immer ein kleines Stückchen Brot mitgegessen wird, das die verschiedenen Säfte aufnimmt, die sonst den eingangs beschriebenen Kopfschmerz verursachen können.

Zuweilen kann man auch beobachten, daß die Säfte ohne die Neutralisation mit Brot einen Hustenreiz mit etwas schleimigem Auswurf hervorrufen können, der sich beinahe unmittelbar nach der Aufnahme des Getränkes einstellt. Weiter ist es auch möglich, die Säfte mit abgekochtem Wasser oder erkaltetem Fencheltee zu mischen.

Als Obst- und Gemüsesäfte eignen sich: Apfelsaft, Kirschsaft, Kornelkirschsaft, Quittensaft, Himbeersaft, Brombeersaft, Johannisbeersaft, Traubensaft.

Tee

Grundsätzlich möchte ich bei dem Abschnitt Tee bemerken, daß der Tee als Heilmittel in der Hildegard-Heilkunde etwas in den Hintergrund tritt, weil eben - wie vorher bereits angeführt wurde - sehr viele Heilmittel Hildegards aus nur wenigen Abkochungen bestehen, und nur sehr wenige Kräuter-Abkochungen mit Wasser Anwendung finden. Zum anderen werden bei Hildegard mit wenigen Ausnahmen Bier und Wein als Getränk empfohlen. Wasser tritt als Getränk etwas in den Hintergrund.

Brennesseltee

»Die Brennessel ist in ihrer Art sehr warm. In keiner Weise nützt es, daß sie roh gegessen wird, wegen ihrer Rauheit...«

Brennesseltee wird bei Hildegard nicht eigens empfohlen. Sie warnt uns allerdings vor dem Genuß von frischer, unzubereiteter und ungekochter Brennessel. Einer Zubereitung als Tee, dem Kochwasser des Brennesselspinates, stünde daher nichts im Wege.

Fencheltee

»Wie auch immer Fenchel gegessen wird, macht er den Menschen fröhlich... und erzeugt eine gute Verdauung... Auch sein Same ist nützlich für die Gesundheit des Menschen.«

Fencheltee eignet sich - nach eigenen Erfahrungen - hervorragend als »Haustee«.
Fencheltee kann, in Maßen nach den Richtlinien Hildegards getrunken, als Getränk für jung und alt gereicht

werden. Zum Verdünnen von Obst- und Gemüsesäften kann auch der mit Zimt verbesserte Tee (s. S. 157) verwendet werden, der dem fertigen Getränk einen besseren Geschmack verleiht.
Die Fenchelkörner sollten sehr sparsam verwendet werden. Wir nehmen für 1 Liter Wasser ca. 1/2-1 Teelöffel Fenchelkörner. Von der Verwendung von löslichem Fencheltee rate ich in der Regel ab, weil dieser oft mit Zucker versetzt ist und das Kochen von Fencheltee zudem keine große Mühe bereitet.

Hagebuttentee

»Die Hagrose ist sehr warm und bezeichnet die Zuneigung. Und wer in der Lunge leidet, der zerstoße Hagrose mit den Blättern, und dann gebe er ungekochten Honig dazu, und koche es gleichzeitig. Er hebe oft den Schaum ab, das ist der Seim, und seihe es so durch ein Tuch und mache daraus einen Klartrank. Er trinke es oft, und es nimmt die Fäulnis von der Lunge und reinigt und heilt sie…«

Hagebuttentee (Hagebutten ohne Kerne und Fruchthaare gekocht) mit Honig gekocht ist also ein Heilmittel bei Lungenkrankheiten. Er kann zur unterstützenden Therapie bei allen Lungenerkrankungen eingesetzt werden. Auch Gesunde dürfen Hagebuttentee trinken.

Himbeerblättertee

»Die Himbeere ist kalt und gut gegen Fieber. Denn wer Fieber hat und Widerwillen gegen das Essen, der koche mäßig Himbeer(-blätter) in Wasser, und er lasse so das Kraut in diesem Wasser, und dieses Wasser trinke er morgens und abends so warm, und dieses in Wasser gekochte Kraut lege er so warm

für eine kurze Stunde auf seinen Magen, und dies tue er während drei oder vier Tagen, und die Fieber in ihm werden weichen...«

Himbeerblättertee ist bei Hildegard ein Heilmittel, das gegen Fieber eingesetzt wird. Er kann daher, zur unterstützenden Behandlung, zusammen mit anderen Fiebermitteln genommen werden. Allerdings sollen die warmen Himbeerblätter auch auf den Magen aufgelegt werden, wie im Text beschrieben wird.

Johanniskrauttee

»Das Johanniskraut ist kalt und taugt für das Vieh auf der Weide. Für die Medizin jedoch taugt es nicht viel, weil es ein verwildertes und vernachlässigtes Kräutlein ist.«

Vom Johanniskraut und dem daraus hergestellten Tee wissen wir, daß es den Menschen, im Übermaß genossen, »photosensibilisieren« kann, d.h. daß die Haut des Menschen, nachdem er reichlich Johanniskrauttee getrunken hat, bei starker Sonnenbestrahlung lichtempfindlich reagieren kann.

Aus der Beschreibung Hildegards läßt sich kein Nutzen für den menschlichen Gebrauch ableiten. In der Hildegard-Küche und der Hildegard-Heilkunde wird daher auf Johanniskrauttee verzichtet.

Rosentee

»Aber die Rose ist auch gut zu Tränken und zu Salben und zu allen Heilmitteln, wenn sie ihnen beigefügt wird; und sie sind umso besser, wenn ihnen etwas von der Rose beigefügt wird,

wenn auch wenig, das heißt, von ihren guten Kräften, wie oben gesagt wurde.«

Schon beim Ansetzen können jedem Tee wenige Rosenblätter als »Verstärker« der Heilwirkung zugegeben werden.

Salbeitee

»... und er ist nützlich gegen die kranken Säfte, weil er trokken ist...«

Salbeitee gehört eigentlich auch zu den Heilmitteln. Er wird bei Magen- und Blasenschwäche und zur allgemeinen Entgiftung eingesetzt; Salbei muß gekocht werden, daß er verträglicher wird.

Salbeitee ist kein Haustee, sondern ein Heilmittel, das nur im Bedarfsfall und nur auf Anweisung eines Arztes oder Heilpraktikers getrunken werden sollte.

Wein

»Denn der Wein heilt und erfreut den Menschen mit seiner gesunden Wärme und seiner großen Kraft.«

»... der Wein vermehrt das Blut des Menschen mehr als andere Getränke.«

»...Deshalb soll ein Mensch, der sehr guten starken Wein trinken will, diesen mit Wasser vermischen, damit seine Kraft etwas vermindert und gemäßigt wird...«

»Wenn edler und starker Wein (ohne die Milderung durch Zusatz von Wasser oder Eintauchen von Brot) getrunken wird, erregt er die Gefäße und das Blut des Menschen in unrichtiger Weise und zieht die Säfte und alle Feuchtigkeit, die im Menschen sind, an sich, wie es die abführenden Tränke tun, und führt dadurch zuweilen vor der richtigen Zeit den Urin mit Gefahr aus…
… Deshalb sollen die Kräfte eines schweren Weines gemildert werden entweder durch eingetauchtes Brot oder durch Zugießen von Wasser, weil er weder einem gesunden noch einem kranken Menschen zum Trinken nützt, wenn er nicht in dieser Weise gemildert ist…«

Als Wein bezeichnet Hildegard den aus Weintrauben gepreßten und anschließend natürlich vergorenen Traubensaft. Jeder andere vergorene Saft aus Obst oder Beerenfrüchten (z.B. Johannisbeerwein oder Apfelwein) ist kein Wein im Sinne Hildegards.

Die Zeilen Hildegards, die sich ausschließlich auf den Wein beziehen, sollten uns deutlich machen, wie wichtig es beim Trinken von Wein ist, diesen vorher entweder mit etwas Wasser zu verdünnen oder durch das Eintauchen eines Stückchen Brotes zu mildern.
Wein wird bei Hildegard nur nach dieser speziellen Behandlung als Getränk empfohlen. Sie beschreibt aber noch eine Art der Zubereitung des Weines, die aus dem Wein gleichsam ein Heilmittel macht, das die Schwarzgalle im Kreislauf neutralisiert; dies ist der gelöschte Wein. Über seine Herstellung und Wirkung lesen wir in »Physica« und in ähnlicher Weise in »Causae et curae«:

»… Wenn aber ein Mensch zum Zorn oder zur Traurigkeit ge-

reizt wird, soll er sogleich Wein am Feuer erwärmen und mit kaltem Wasser mischen, und er wird sich leichter fühlen…«

Bei Zorn und Trauer wird Schwarzgalle vermehrt in den Kreislauf abgegeben. Abgelöschter Wein, in unten genannter Weise zubereitet, hat eine neutralisierende Wirkung bei vermehrter Schwarzgalle.

Dieser »Streßkiller« sei besonders Müttern oder Vätern mit Kindern empfohlen, denen mehrmals täglich die »Schwarzgalle« ins Blut schießt:

Abgelöschter Wein:

Morgens 1/4 l reinen Weins zum Kochen bringen, bis er sprudelt, und dann sogleich mit 1/4 l kalten Wassers ablöschen. Dieser abgelöschte Wein wird in eine Thermoskanne gegeben und warm in kleinen Schlucken über den Tag verteilt getrunken. Über die Wirkung erhielt ich bisher nur positives Echo. Abgelöschter Wein ist auch ein hervorragendes »Versöhnungsgetränk« nach (Ehe-)Zwistigkeiten.

Reiner, unverdünnter und natürlich vergorener Wein ist einer der wichtigsten Grundstoffe bei der Zubereitung der Heilmittel.

Zutaten

Tierische Produkte

Butter
Butterschmalz
Schweineschmalz
Eier
Honig
Milch

Pflanzliche Produkte

Essig
Öle und Fette (Distelöl, Kürbiskernöl, Leinöl, Lorbeeröl, Mandelöl, Mohnöl, Nußöl, Olivenöl, Sonnenblumenöl)

»Süßmacher«

Birnendicksaft (pflanzlich)
Honig (tierisch)
Zucker (pflanzlich)

Butter

»Kuhbutter ist besser und heilsamer als Schaf- oder Ziegenbutter.
Und ein Mensch, der dämpfig ist oder hustet, oder der am Körper dürr ist, der esse Butter, und sie heilt ihn innerlich und erquickt ihn, das heißt, sie labt den, der krank und dürr ist. Und für einen gesunden Menschen oder einen, der mäßig Fleisch am Körper hat, ist Butter gut und gesund zu essen. Wenn er aber fettes Fleisch am Körper hat, esse er mäßig, damit nicht sein krankes Fleisch noch dicker werde.«

Für Menschen, die mager sind und an einer Erkrankung der Lunge leiden, ist Butter ein Heilmittel und sollte häufig in der Küche und als Brotaufstrich verwendet werden. Kranke Menschen mit Fettansatz dürfen Butter allerdings nur sehr sparsam verwenden, damit ihre »Rundungen« nicht noch Vergrößerung erfahren. Dasselbe gilt auch für gesunde dicke Menschen. Gesunde magere Menschen dürfen Butter ohne Einschränkung in der Küche verwenden.

Wenn wir Butter kaufen, ist es ratsam, sich zu vergewissern, daß diese keine künstlichen Beimengungen oder Farbstoffe enthält. Nur so ist gewährleistet, daß Butter ihre positiven Eigenschaften auf den Organismus ausüben kann. Die evtl. bestehende Möglichkeit, frische Butter bei einem Bauern in der näheren Umgebung seines Wohnortes zu beziehen (z.B. Butterabonnement), sollte man unbedingt wahrnehmen.

Butterschmalz

Butterschmalz wird bei Hildegard nicht speziell angeführt. Aus der positiven Beschreibung der Butter dürfen wir allerdings annehmen, daß auch reines Butterschmalz nur gesundheitsfördernd auf den menschlichen Organismus wirkt.
Wir verwenden reines Butterschmalz zum Kochen und Backen.

Schweineschmalz

»Das Schwein ist warm und hat eine hitzige Natur in sich, und es ist schleimig, weil keine Kälte es reinigt. Und es ist etwas eiterig und ist immer freßgierig, und daher kümmert es sich nicht darum, was es frißt, und manchmal frißt es auch Unreines.
... Aber es ist ein unreines Tier, weshalb sein Fleisch nicht gesund ist, sondern kompliziert, und es ist weder für gesunde noch für kranke Menschen gut zu essen, weil es im Menschen weder den Schleim noch andere Schwächen vermindert, sondern vermehrt, weil seine Wärme sich der Wärme des Menschen hinzufügt, und dies erregt in den Menschen Stürme in den Sitten und Taten, was schlecht ist.«

Schweineschmalz sollte, nicht zuletzt wegen der schlechten Eigenschaften des Schweinefleisches, in der Hildegard-Küche grundsätzlich nicht verwendet werden.

Eier

»Alle Eier sind mehr kalt als warm. Alle Eier jener Vögel, die immer im Flug sind und kräftig fliegen können, sind zum Essen schädlich, weil sie zäh und schleimig sind und fast wie Gift. Und der Mensch soll sie nicht essen, denn wenn jemand sie äße, würden ›skrofeln‹ und der schlimme Wurm, der den Menschen zernagt, leicht in ihm wachsen.
Aber die Eier der Hühner, die Haustiere sind, können gegessen werden, jedoch mäßig, weil sie für die schwachen Eingeweide der Menschen so schädlich sind wie nicht gemäßigtes und ungekochtes Mehl, weil sie in ihnen wie etwas Klebriges anhaften und Schleim und Fäulnis im Magen des Menschen bereiten.
Aber ein Mensch, der gesunde Eingeweide hat, wird sie verkraften können, wenn er sie ißt; jedoch soll er mäßig essen, weil er von ihnen leicht krank wird. Und auch für einen gesunden Menschen taugen mehr weiche als harte Eier, die ihm Magenschmerzen machen. Einem Kranken taugen aber weder weiche noch harte Eier zum Essen.
Aber wer krank ist und Eier essen will, der gieße etwas Wein in Wasser und lasse es in einer Schüssel sieden, und dann zerbreche er die Eier in diesem Wasser und werfe die Schalen weg, und so koche er sie, und esse sie gekocht, und sie schaden ihm nicht, weil das Gift und die Fäulnis, die in ihnen ist, durch das Feuer ausgekocht wird.
Ein Ei aber, das am Feuer mit der Schale gebraten wurde, ist besser und heilsamer zum Essen als ein Ei, das in Wasser mit der Schale gekocht wurde, weil das Feuer die Fäulnis, die in ihnen ist, durch die Schale herauszieht, das Wasser aber nimmt nicht die Fäulnis von ihnen weg, weil die Schale darüber ist.
Und Eidotter ist heilsamer zu essen als das Eiweiß, und auch

mäßig harter Eidotter ist heilsamer zur Speise als ganz weicher.
Aber wenn ein Mensch ein rohes Ei ißt, schadet es ihm sehr, weil es die Fäulnis in ihm erregt.
Aber die Gänseeier, einfach, sind schädlich zu essen, wenn sie nicht mit einer beliebigen Speise gekocht werden. Aber auch die Enteneier sind zum Essen schlecht, und sie schaden dem Menschen; aber dennoch sind sie heilsamer und besser als das Fleisch der Ente, weil der ganze Unrat, der in der Ente ist, in ihrem Fleisch bleibt und nicht ganz in die Eier übergeht.«

Im Kapitel über die Hausgans steht zudem:
»Aber ihre Eier, auf welche Weise sie immer zubereitet werden, sind schlecht für die Speise des Menschen, weil sie ›skrofeln‹ und viele andere Krankheiten im Menschen bereiten.«

Weiterhin lesen wir über die Eier der Hausente:
»Die Eier aber sind Gift und sind für einen Menschen wie der Biß der Spinne.«

In der Küche sollten nur Hühnereier verwendet werden, weil die Eier aller anderen Haustiere eine negative Auswirkung auf den Menschen haben. Kranke und gesunde Menschen, die mit Verdauungsstörungen zu tun haben, sollten Eier – gekocht oder gebraten – grundsätzlich meiden. Gesunde Menschen dürfen die Eier nur in der bei Hildegard beschriebenen Zubereitungsweise essen, denn nur so haben Eier keine – oder zumindest nur geringe – schädigende Wirkung auf den Menschen.

Das tägliche Frühstücksei sollten wir bei der Umstellung auf die Hildegard-Küche nicht weiter beibehalten, weil es weder für Gesunde, geschweige denn für Kranke irgendeinen gesundheitlichen Wert hat. Außerdem wäre darauf zu ach-

ten, daß die Menge von 1 Ei pro Tag und Person nicht überschritten wird. Dabei sind Eier, die in der täglichen Nahrung mit verkocht werden, ebenfalls zu berücksichtigen.
Auch die Salmonellengefahr bei rohen Eiern sollte nicht außer acht gelassen werden. Rohe Eier zu essen sollte grundsätzlich vermieden werden.

Honig

»Der Honig, den die Bienen bereiten, ist sehr warm. Und ein Mensch, der fett ist und fettes Fleisch hat und der oft Honig ißt, bereitet Fäulnis in sich.
Wer aber mager und trocken ist und ihn kocht, wird von ihm geschädigt.
Wenn aber jemand die Honigwabe mit dem Wachs ißt, dann erregt er die Melancholie (Schwarzgalle) in sich, und das schadet ihm und bereitet Schwere in ihm und läßt die Melancholie (Schwarzgalle) in ihm zunehmen.«

Für Kranke:
- Kranke dicke Menschen sollten auf Honig verzichten.
- Kranke magere Menschen können etwas Honig nehmen, dieser darf allerdings nicht wärmebehandelt sein.

Für Gesunde:
- Gesunde dicke Menschen dürfen etwas Honig essen, allerdings nur selten, da er ihnen sonst Schaden zufügt (bereitet Fäulnis in ihnen).
- Gesunde magere Menschen dürfen nur Honig verwenden, der in keiner Stufe seiner Gewinnung mit Wärme behandelt wurde.

Es herrscht heute in manchen Kreisen die Unsitte, den Honig vor Gebrauch abzuschäumen, d.h. den Honig bis zum Kochen zu erhitzen und den sich auf der Oberfläche bildenden Schaum abzuheben. Diese Art von Honig (mel depuratum) wird bei Hildegard nur in wenigen Fällen, und zwar ausschließlich zur Herstellung von Heilmitteln benötigt.
Für den täglichen Genuß ist dieser Honig nicht geeignet!

Honig sollte auch nicht als Zuckerersatz zu Backzwecken mißbraucht werden, da dieser für keinen Menschen gesundheitsfördernd ist, wie wir unschwer aus dem Hildegard-Text ersehen können. Außerdem ist echter Honig viel zu schade, um verbacken zu werden, weil er nutzbringender zur Herstellung von Heilmitteln verwendet werden kann.

Zudem sollte Honig nie mit der Wabe (Wabenhonig) zusammen gegessen werden, weil das - so Hildegard - im Menschen die Melancholie, d.h. die Schwarzgalle, erzeugt. Das Zunehmen der Schwarzgalle wird vermutlich vom Wachs verursacht.

Milch

»Die Milch der Kuh und der Ziegen und der Schafe und alle Milch ist im Winter heilsamer als im Sommer, weil sie dann die Verschiedenheit der Säfte im Winter in sich nicht herauszieht, wie sie dies im Sommer tut.
Denjenigen, die im Sommer Milch essen, schadet sie etwas, wenn sie gesund sind. Wenn sie aber krank und schwach sind, sollen sie etwas Milch essen.
Wenn jedoch gesunde Menschen im Winter Milch essen wol-

len, dann sollen sie die Wurzeln der Brennessel nehmen und diese trocknen und dörren und in Milch einlegen und essen, weil die üblen Säfte, die in der Milch sind, durch die Brennessel unterdrückt werden. Wenn aber Kranke und Schwache die Wintermilch wünschen, sollen sie diese kochen und gedörrte Brennesseln einlegen. Im Sommer aber taugt es nichts, Brennesseln in Milch zulegen, weil dann die Brennessel Säfte und Flüssigkeit und Grünkraft in sich hat, und wenn sie dann auf diese Weise in Milch eingelegt würde, erlitte die Milch von ihrem frischen Saft Schaden.«

Für Kranke:
Sommermilch:
ohne Brennesselzusatz verwenden
Wintermilch:
erst abkochen, dann gedörrte Brennesselwurzel in die gekochte Milch einlegen, ziehen lassen und erst dann verwenden

Für Gesunde:
Sommermilch:
wenn überhaupt, dann nur wenig verwenden
Wintermilch:
Brennesselwurzeln kleinschneiden, trocknen (dörren) und in Milch einlegen. Die Milch kann aufgekocht werden. Wenn diese vorbereitete Milch gegessen wird, können die Brennesselwurzel-Stückchen mitgegessen werden.

Mir erscheint der erste Hinweis Hildegards auf die Milch sehr wichtig, gerade auch für unsere Zeit: Hildegard schreibt, daß die Wintermilch heilsamer ist, weil sie (die Kühe) die verschiedenen Säfte nicht aus dem Futter herausziehen.
Heute kann man diesen Satz nicht mehr so unbesehen

stehen lassen. Ich vermute, daß Hildegard mit dieser Wintermilch den »tierischen Extrakt« aus dem Winterfutter der Kühe, dem Heu, gemeint hat. Wenn die Kühe ausschließlich mit Heu gefüttert werden, dann allein trifft m.E. die Beschreibung Hildegards für die Wintermilch zu. Wird noch anderes Futter, wie zum Beispiel Silage oder Kraftfutter gegeben, dann ist dies keine Wintermilch im Sinne Hildegards mehr und hat trotz der kalten Jahreszeit – allein durch die verschiedenen Säfte im Futter – die Eigenschaften der Sommermilch.

Es war früher ein verbreiteter Brauch auf dem Land, daß die Säuglinge und Kleinkinder auf einem Hof mit dieser »Heumilch« großgezogen wurden. Hatte eine Frau ein Kind zur Welt gebracht, so wurde eine Kuh im Stall im Frühjahr nicht auf Grünfutter umgestellt, sondern – auch den ganzen Sommer durch – mit Heu gefüttert. Die Milch dieser Kuh war für das Kind und die Mutter bestimmt. Heute ist dieses Wissen um die Verschiedenheit der Sommer- und Wintermilch leider verloren gegangen. (»Milch ist Milch« – aber nicht bei Hildegard!)

Milch und Milchprodukte (Butter ausgenommen) können in der Hildegard-Heilkunde also nicht unkritisch und ohne Einschränkung als gesund oder als für die Ernährung wertvoll bezeichnet werden; ihr unmäßiger Gebrauch kann dem Menschen sehr wohl schaden.

Zudem kann man beobachten, daß der vermehrte Verbrauch von Milch und Milchprodukten den Organismus mehr und mehr verschleimt. Wer daher »verschleimt« ist, sollte auf Milch und Milchprodukte verzichten. (Schleim und Verschleimung s. »Grundbegriffe«, S. 18).
Eine Ausnahme davon macht wiederum die Butter.

Essig

»Der Essig kommt vom Wein und taugt zu allen Speisen, so daß er den Speisen auf solche Art beigegeben wird, daß er ihnen den Geschmack nicht wegnimmt, sondern mit ein wenig Essig in ihnen wahrgenommen wird, und so reinigt der Essig mit etwas Speise genommen, den Unrat im Menschen, und er mindert die Säfte in ihm, und die Speise nimmt den rechten Weg in ihm.
Wenn aber soviel Essig der Speise beigegeben wird, daß der Geschmack des Essigs den Geschmack der Speise übertrifft, so daß jene Speise mehr nach Essig schmeckt als nach Speise, dann schadet es so dem, der sie ißt, weil seine Wärme die Speise im Menschen noch einmal kocht und ihn so hart macht, daß er kaum verdauen kann…
Essig aber, der aus Bier gemacht wird, ist nicht so gut, wie wenn er aus Wein gemacht wäre, und er ist lau und schwach, und er verursacht im Menschen leicht Fieber und verhärtet leicht seinen Magen, und daher taugt er für den, der ihn ißt, wenig.«

Zum Kochen sollten wir nur reinen Weinessig verwenden. Jede andere Essigart hat nicht diese spezielle Heilwirkung wie der Weinessig und kann sogar schädigend auf den Organismus einwirken, wie wir am Beispiel von Bieressig sehen können.

Öle und Fette

Hildegard beschreibt in der »Physica« verschiedene Pflanzenöle wie auch Fette aus dem Tierreich. Auch aus den verschiedenen Pflanzenbeschreibungen lassen sich Schlüsse auf das aus diesen Pflanzen gewonnene Öl ziehen.

In der Hildegard-Diät verwenden wir deshalb nur Öle und Fette, die selbst bzw. deren Erzeugerpflanze laut Hildegard eine positive oder heilende Wirkung auf den Organismus haben.

Ebenfalls sollte man bei der Auswahl der Öle darauf achten, daß diese kalt gepreßt wurden, d.h. daß sie weder chemisch noch thermisch in irgendeiner Weise behandelt wurden.

Distelöl

»Die Distel, sowohl die milde wie auch die stachelige, hat schnelle Wärme, die jedoch bald träge ist, weil sie aus der Erde ausschwitzt. Und dieser Erdschweiß, aus dem dieses Kraut entsteht, ist stachelig und erzeugt gewundene Kräuter. Und wie der Schweiß aus dem Menschen austritt, wenn er beengt wird, so bringt auch der Erdschweiß gewundene Kräuter hervor, die den Menschen zerfleischen…«

Aufgrund der Beschreibung Hildegards von der Distel kann man das Distelöl zur Ernährung nicht uneingeschränkt empfehlen. Auch die weitere Beschreibung der Distel in der »Physica« zeigt keine positiven Wirkungen auf den Menschen.

Kürbiskernöl

»Die Kürbisse sind trocken und kalt und wachsen von der Luft. Und sie sind für Kranke und Gesunde gut zu essen.«

Das aus den Kürbiskernen bereitete Öl hat vermutlich dieselben positiven Eigenschaften für die Menschen wie die Frucht selbst.

> Kürbiskernöl kann in der täglichen Küche verwendet werden.

Leinöl

»Der Lein ist warm und taugt nicht zum Essen…«

Laut Hildegard sollte man Lein – und ich vermute, auch das daraus bereitete Leinöl – nicht zum Essen verwenden, auch wenn Pellkartoffeln mit Leinöl als besondere Spezialität geschätzt werden.

Lorbeeröl

»Der Lorbeerbaum ist warm und hat etwas Trockenheit in sich, und er bezeichnet die Beständigkeit. Und die Frucht dieses Baumes ist sehr warm und ziemlich trocken und zu Heilmitteln nützlich. Denn wenn sie jemand oft roh genießt, unterdrückt sie alle Fieber.«

Hildegard gibt in ihrem nachfolgenden Text zwar viele verschiedene Anwendungen mit Lorbeeröl an, jedoch sind die meisten Rezepte zur äußerlichen Anwendung gedacht. Nur in einer Zubereitung – zur Magenreinigung – und gegen einen stinkenden Magen – wird Lorbeeröl mit Mehl vermischt und gegessen.

Lorbeeröl sollte nur zu Heilzwecken und nicht im täglichen Gebrauch eingesetzt werden. Es ist in Apotheken erhältlich.

Mandelöl

»Der Mandelbaum ist sehr warm und hat etwas Feuchtigkeit in sich. Und seine Rinde, seine Blätter und sein Saft taugen nicht zu Heilmitteln, weil seine ganze Kraft in der Frucht steckt.
Aber wer ein leeres Gehirn hat und ein Gesicht von schlechter Farbe, und daher Kopfweh hat, esse oft die inneren Kerne dieser Frucht, und es füllt das Gehirn und gibt ihm die richtige Farbe.
Wer aber lungenkrank ist und einen Schaden an der Leber hat, der esse diese Kerne oft, ob roh oder gekocht, und sie geben und bringen der Lunge Kräfte, weil sie den Menschen in keiner Weise dämpfig noch trocken machen, sondern sie machen ihn stark.«

Süßes Mandelöl ist rundum gesundes Öl, jedoch teuer. Es ist in Apotheken erhältlich.

Mohnöl

»Der Mohn ist kalt und feucht…
Das Öl aber, das aus ihnen (den Mohnkörnern) gepreßt wird, nährt den Menschen nicht und erquickt ihn nicht. Es bringt ihm auch keine vollkommene Gesundheit oder Krankheit. Und dieses Öl ist kalt, die Körner aber sind warm.«

Mohnöl sollte nicht zur Zubereitung von Speisen verwendet werden.

Nußöl

»Der Walnußbaum ist warm und hat Bitterkeit... Und das ausgepreßte Öl ist warm, und es macht das Fleisch der davon Essenden fett und macht sie fröhlich; aber davon nimmt der Schleim zu, daß er die Brust des Menschen mit Sekret, das heißt Schleim, füllt. Jedoch Kranke wie auch Gesunde werden diese Kost überstehen und ertragen können; aber die kranke Brust macht sie ziemlich dämpfig (behindert die Atmung).«

Das Walnußöl kann sowohl von Gesunden als auch von Kranken verwendet werden, vorausgesetzt, sie haben keine Beschwerden mit der Atmung oder irgendwelche Lungenkrankheiten.
Sehr dicke Menschen sollten auf Walnußöl verzichten, weil sonst ihr Fettansatz noch vermehrt wird. Besonders gut ist Walnußöl für gesundere, magere Menschen, die eine kleine Stimmungsaufhellung gebrauchen können.

Olivenöl

»Der Ölbaum ist mehr warm als kalt und er bezeichnet die Barmherzigkeit...
Aber das Öl aus der Frucht dieses Baumes taugt nicht viel zum Essen, weil es, wenn es gegessen wird, Übelkeit hervorruft und andere Speisen schlecht genießbar macht.
Aber es ist brauchbar für viele (äußerlich anzuwendende) Heilmittel.«

Mag das Olivenöl in den südlichen Ländern noch so gerne und häufig zum Kochen benutzt werden, Hildegard rät uns doch vom Genuß von Olivenöl ab, weil die damit zubereiteten Speisen schwer verdaulich werden. Ältere Menschen hält häufig der Geruch davon ab, Olivenöl in der Küche zu verwenden.

Sonnenblumenöl

Die Sonnenblume taucht in den Schriften Hildegards nicht auf. Jedoch die allgemein gute Verträglichkeit sowie das reichhaltige Angebot von Sonnenblumenöl hat dafür gesorgt, daß es in der Hildegard-Küche zum Kochen und für Salate überwiegend verwendet wird.

»Süßmacher«

Birnendicksaft

»Der Birnbaum ist mehr kalt als warm, und so schwer und fest im Vergleich zum Apfelbaum wie die Leber zur Lunge.
... Jedoch die Frucht des Birnbaums ist schwer und gewichtig und herb; und wenn sie jemand roh zu reichlich ißt, verursacht sie Migräne im Kopf und macht die Brust dämpfen (schweratmig), weil in der Brust etwas von seinem Saft angezogen wird und eine gewisse Menge dorthin abgeleitet wird, so daß dieser Saft um die Leber und um die Lunge wie Bleisinter gleich Weinstein verhärtet, und daher entstehen in der Leber und in der Lunge oft schwere Krankheiten...
... Wer daher Birnen essen will, soll sie in Wasser kochen oder am Feuer braten; jedoch sind die gekochten Birnen besser als die gebratenen, weil das warme Wasser den schädlichen Saft, der in ihnen ist, allmählich auskocht, aber das Feuer ist zu schnell und drückt beim Braten nicht den ganzen Saft aus ihnen heraus.«

Durch Hildegards Beschreibung von der Birne vermute ich, daß die »Birnengifte« in das Kochwasser übergehen und in diesem bleiben. Weiterhin wäre aber noch zu ergründen, ob diese »Toxine« durch den Kochvorgang zerstört oder nur im Kochwasser gelöst werden. (Bei der Herstellung des Birnhonigs schütten wir auch das Kochwasser weg!)
Für den Fall, daß sich die Giftstoffe der Birnen wirklich im Kochwasser sammeln, was ich für möglich halte, so hätte Birnendicksaft in etwa dieselben Eigenschaften wie die rohen Birnen und sollte deshalb in der Hildegardküche keine Verwendung finden.

Honig

s. »tierische Produkte«, S. 178

Zucker

»Wenn der Zucker(saft) roh ist, ist er noch zu keinem Gebrauch des Menschen bereitet; dann trockne man ihn im Sommer in der Sonne oder im Winter auf einem erhitzten Stein, und er ist trocken. Wenn ihn nachher jemand ißt oder (in Wasser aufgelöst) trinkt, belebt es ihn wieder. Und wer im Gehirn oder in der Brust Schmerzen hat, und daher beengt ist, weil er sich nicht reinigen kann und nicht ausspeien kann, und wenn er dann Zucker ißt oder trinkt, reinigt er sein Gehirn, und seiner Brust bringt er die Lösung zur Reinigung.«

Als Zucker – im Sinne Hildegards – verwenden wir rohen Rohrzucker oder Sucanat. Sucanat ist über Feuer eingedickter Rohrzuckersaft, der anschließend – der besseren Verwendung wegen – fein gemahlen wird.

Weißen, gereinigten Rübenzucker können wir zum Kochen verwenden. Für die Heilmittel in der Hildegard-Heilkunde nehmen wir ausschließlich Zucker aus Zuckerrohr, wie bereits beschrieben.

Anhang

Feinstoffliche Beschaffenheit der Nahrungsmittel

Hildegard beschreibt in den Nahrungsmitteln feinstofflich wirkende Kräfte. Diesen subtilen Kräften und vor allem der Reihenfolge ihrer Aufnahme in den Organismus ist es ihr zufolge zuzuschreiben, ob sich die Nahrung auf den menschlichen Organismus positiv oder negativ auswirkt.

»Von der Diät.
Wer aber gesund sein will, soll nach von Natur warmen Speisen von Natur kalte und nach von Natur kalten von Natur warme genießen, nach von Natur trockenen von Natur feuchte und nach von Natur feuchten ebensolche trockenen, gekocht oder ungekocht, die ihrer Natur nach entweder warm oder kalt sind, damit sie so gut gegeneinander abgestimmt werden.«

Um diese Aussage beurteilen zu können, fehlen uns bisher allerdings die nötigen Erfahrungswerte und Langzeitstudien, die diese Angabe als zutreffend belegen. Sie sei jedoch angeführt, weil es den einen oder anderen Leser doch interessieren wird, was es mit der Subtilität der Nahrungsmittel auf sich hat. Aus diesem Grund wurde in der folgenden Tabelle versucht, die »Wertigkeit der Subtilität« eines Nahrungsmittels zu erfassen, sie einzuordnen und darzustellen.

Die mit • gekennzeichnete Kraft (Natur) ist dominierend, die mit + gekennzeichnete Kraft (Natur) ist untergeordnet.

Beispiel Zimt: Der Zimt ist sehr warm ••• und hat starke Kräfte und hält auch mäßige Feuchtigkeit + in sich.

In der Reihe der »Zuträglichkeit« bedeutet:
+ zum Verzehr empfohlen
– zum Verzehr nicht empfohlen
( ) um die angegebene Zuträglichkeit: schränkt diese ein
Beispiel Apfel: Gut für Gesunde und Kranke, gekocht für Kranke verträglicher.
? Keine Angaben in den Schriften Hildegards

Sorte	*Subtilität*				*Zuträglichkeit*	
	warm	kalt	trocken	feucht	Kranke	Gesunde
Getreide						
Dinkel	•••				++	++
Gerste		••			(–)	–
Hafer	••				(–)	+
Hirse	+				–	–
Roggen	••				(+)	+
Weizen	•••				+	+
Früchte						
Apfel	••		••		(+)	+
Avocado					?	?
Banane					?	?
Birne	+	••			(–)	(+)
Brombeere	••	+			+	+
Buchecker	••	••			(+)	(+)
Dattel	••			+	(+)	(+)
Erdbeere	••	+			- -	- -
Feige	••	+			(+)	(–)

Sorte	*Subtilität*			*Zuträglichkeit*		
	warm	kalt	trocken	feucht	Kranke	Gesunde
Früchte						
Haselnuß	+	●●			–	(+)
Hagebutte	●●●				–	(+)
Heidelbeere		●●●			– –	– –
Himbeere		●●			+	+
Holunder	●●	●			?	?
Kastanie	●●●				++	++
Kirsche	●				(+)	(+)
Kornelkirsche	●●				+	+
Mandel	●●●			+	+	+
Maulbeere		●			+	+
Mispel	●●●				+	+
Olive	●●	+			–	–
Pfirsich	●●	+			– –	– –
Pflaume	●●●	++	+		– –	– –
Quitte	●●				+	+
Schlehe	●●●	++	+		+	+
Südfrüchte					?	?
Walnuß	●●				–	(–)
Weintraube	●●●●			++	(+)	(+)
Gemüse, Salate, Beilagen						
Aubergine: (s. Nachtschattengewächse)						
Ampfer/Sauerampfer					–	–
Bachbunge	●●				+	+
Beinwell		●●			–	–
Bohne	●●				+	+
Brennessel	●●●				+	+
Brunnenkresse	●●				+	+
Buchenblätter	●●	●●			(+)	+
Chicoree (Endivie, Radicchio, Zuckerhut)					–	–
Erbse		●●			–	(+)
Fenchel	●●	–	–		++	++
Gartensalat (Kopfsalat, Eisbergsalat, Binde- oder Romanasalat, Schnitt-, Pflück-, Eichblattsalat, Lollo rosso)		●●●			+	+
Gundelrebe	●●●	++	+		+	+
Gurke		+		+	–	–

Sorte	*Subtilität*			*Zuträglichkeit*		
	warm	kalt	trocken	feucht	Kranke	Gesunde
Gemüse, Salate, Beilagen						
Kartoffel: s. Nachtschattengewächse						
Kichererbse	●●				+	+
Kohl (Blumenkohl, Brokkoli, Rot- und Weißkraut, Rosenkohl, Grünkohl, Chinakohl, Kohlrabi, Kohlrüben)				●●	–	(+)
(Wirsing)	++	●●●	+		–	(+)
Kürbis		+	●●		+	+
Lauch	●●●●				–	(–)
Linse		●●			–	–
Melde	+	●●			+	+
Möhre		●			+	+
Nachtschattengewächse					–	–
Pastinak		●			+	+
Pilze					–	–
Rettich	●●	+			–	(+)
Rote Bete	●●	+			+	+
Saubohne		●●			(+)	+
Schalotte		●●●			–	–
Sellerie	●●		+		(–)	(+)
Spinat					?	?
Zwiebel	++			●●●●	–	(+)
Geflügel						
Ente	●●●●				–	(+)
Gans	●●				–	(–)
Huhn		●●	++		(+)	+
Pute					?	?
Taube	+	●●			–	(+)
Turteltaube	●●		++		–	–
Wildente	●●●●				(+)	(+)
Fleisch						
Bär	●●				– –	– –
Elch	●●				–	–
Esel	●●	+			–	–
Frosch					–	–
Hase	●●	+			?	?

Sorte	*Subtilität*				*Zuträglichkeit*	
	warm	kalt	trocken	feucht	Kranke	Gesunde
Fleisch						
Hirsch	●●●	++			+	+
Pferd	●●	+			–	–
Reh					+	+
Rind		●●●			(–)	(+)
Schaf		●●		+	(+)	(+)
Schildkröte					–	–
Schwein	●●●●				(–)	–
Ziege	●●●●				(+)	(+)
Fisch						
Aal	●				–	(–)
Äsche	●●	+			+	+
Bachforelle	●●	+			–	+
Barsch	●●	+			+	+
Brachse	●●	+			–	(–)
Hecht	●●	+			+	+
Hering		●●			(–)	(+)
Karpfen	●●	+			(–)	+
Lachs	+	●●			– –	– –
Rotauge	●●	+			+	+
Scholle	●●				–	–
Stör	+	●●			–	+
Wels	●●	+			+	+
Kräuter und Gewürze						
Ampfer	+	+			–	–
Beifuß	●●●				+	+
Bertram	●●		+		+	+
Dill	+		●		–	(–)
Dost =						
Origanum vulgare			+		–	
Estragon					?	?
Fenchel	●●	–	–		++	++
Flohsamen		●●			+	+
Galgant	●●●	–			+	+
Gewürznelke	●●●				+	+
Ingwer	●●●				(–)	–
Kerbel	++	+	●●●		(–)	–
Knoblauch	●●				(+)	(+)
Kubebe	●●		+		+	+

Sorte	*Subtilität* warm	kalt	trocken	feucht	*Zuträglichkeit* Kranke	Gesunde
Kräuter und Gewürze						
Kümmel (Kreuzkümmel)	●●		+		(+)	(+)
Lauch	●●●●				– –	(–)
Leinsamen	●				–	–
Liebstöckel	●				–	(–)
Meerrettich	●●				(–)	(+)
Melde	+	●●			+	+
Mohn		●●		+	+	+
Muskat	●●●				+	+
Petersilie	●●	●			(–)	(+)
Pfeffer	●●●		++		–	(–)
Pfefferkraut	●●			++	+	+
Quendel	●●				+	+
Salbei	●●		++		+	+
Salz	●●●			+	(+)	(+)
Süßholz	●●				+	+
Thymian	●		●		–	–
Wermut	●●●				(+)	(+)
Ysop	+		●●		+	+
Zimt	●●●			+	+	+
Öle						
Distelöl	●●●				–	–
Kürbiskernöl		+	●●		+	+
Leinöl	●●				–	–
Lorbeeröl	●●●		++		(+)	–
(süßes) Mandelöl	●●●			+	+	+
Mohnöl		●●		+	–	–
Walnußöl	●●				(+)	(+)
Olivenöl	●●	+			–	–
Sonnenblumenöl					+?	+?

Speisenabfolge

Alte, Kinder und Kranke

sollen laut Hildegard mehrmals täglich eine Mahlzeit zu sich nehmen. Für sie kann folgender »Fahrplan« zur Orientierung dienen:

Frühstück:
Dinkelbrei, Dinkelsuppe, angewärmtes Dinkel- oder Weizenvollkornbrot, Fencheltee

eventuell 2. Frühstück:
Apfel, Apfelkompott, Dinkelzwieback

Mittagessen:

- Gemüse mit Dinkelbeilage
- Fleisch mit Dinkelbeilage und Salat (nach Saison)
- Mehlspeise (Pfannkuchen, Dampfnudeln, Kaiserschmarren …)
- kräftige Suppe mit Dinkel- oder Weizenvollkornbrot und Salat
- Gemüse- oder Fleischeintopf mit Brot und Salat

Nachmittags:
Tee mit Kuchen, Zwieback mit Marmelade, Obst, Kompott

Abendessen:
Dinkelsuppe, Brot, evtl. Reste vom Mittag.

Nach dem Abendessen ist es von Vorteil, wenn man noch zusammen mit der ganzen Familie einen Spaziergang macht. Hier können Probleme des Tages, Freuden und Sorgen besprochen werden. Während des Essens sollte man weder die Familienprobleme aufarbeiten noch fernsehen oder Radio hören bzw. lesen, sondern ganz einfach nur essen.

Für Gesunde

Wenn möglich, nur zwei Mahlzeiten am Tag zu sich nehmen, und zwar das Mittag- und das Abendessen.

Wer an seiner Arbeitsstelle vormittags eine kleine Pause machen will, kann sich in einem Thermosbehälter eine warme Dinkelsuppe oder einen Dinkelbrei mitnehmen. Diese müssen allerdings etwas dünner zubereitet werden, da sie noch stark nachquellen.

Wer die Vormittagsmahlzeit ausfallen lassen kann, beginnt seine erste Mahlzeit mit einer warmen Dinkelsuppe oder einem warmen Dinkelbrei. Ansonsten kann die Zusammensetzung der Speisen wie beschrieben gewählt werden.

Einfache Rezepte in der Hildegard-Küche

Brotrezepte

Für die Brotbereitung benötigt man Dinkelvollkornmehl, mittelfein gemahlen (am besten frisch vor dem Backen selbst mahlen) und Dinkelweißmehl Type 812 oder Type 1050. Je nach Wunsch und Verträglichkeit entweder nur Vollkornmehl oder nur helles Mehl oder aber auch eine Mischung aus beiden in beliebigem Verhältnis verwenden. Beim Rezept kann sich die angegebene Flüssigkeitsmenge daher geringfügig verändern.

Wenn man nach ein paar Backversuchen etwas Erfahrung gesammelt und ein Gefühl für die Teigkonsistenz bekommen hat, kann man dem Brotteig gequollene Dinkelflocken, gequollene Dinkelkörner oder Sonnenblumenkerne untermischen. In jedem Fall sollte man aber darauf achten, das Brot nicht zu sehr mit Gewürzen und anderen Zutaten zu überladen, damit man es jeden Tag essen kann. Milch und Eier haben im täglichen Brot nichts zu suchen, das geht schon zu sehr in Richtung Kuchen.

Hefebrot

Ein Rezept für »Anfänger«, Berufstätige und Leute, die keine Zeit zum Brotbacken haben, weil sie's »immer eilig haben«.
Man nehme:

- 675 g Dinkelvollkornmehl oder Dinkelfeinmehl oder eine Mischung aus beiden in beliebiger Zusammensetzung
- 1 Portion Trockenhefe
- 2 TL Salz

Diese Zutaten werden trocken miteinander vermischt. Danach gibt man 1/2 l Wasser zu und rührt dieses mit einem Kochlöffel ca. 3-5 Minuten unter. Der fertige Teig wird anschließend in eine gefettete Form aus Keramik oder Edelstahlblech gegeben.
So läßt man ihn 8 Stunden im Kühlschrank gehen. Danach wird der Teig im vorgeheizten Backrohr auf der unteren Schiene 30 Minuten lang bei 225 °C und weitere 30 Minuten bei 180 °C gebacken.
Das fertige Brot wird warm aus der Form genommen und zum Auskühlen auf ein Gitter gelegt.

Das Hefebrot hat einen sehr milden Geschmack, da die Teiglockerung schneller vor sich geht als bei Sauerteig.

Tip:
Um das Brot geschmacklich etwas zu verändern, kann man auf die angegebene Teigmenge noch 2 TL gemahlene Fenchelkörner und 1 TL Bertrampulver geben, was aber nicht unbedingt nötig ist.

Dinkelsemmeln

Man nehme

- 1 kg Dinkelmehl (Vollkorn-, Weißmehl oder eine Mischung aus beiden)
- 650 ml warmes Wasser
- 2 TL Salz
- 1 Würfel Backhefe
- 1/2 TL Rohrzucker

Das Mehl in eine große Schüssel geben, in der Mitte eine Mulde machen und darin die zerbröckelte Hefe mit 1/2 TL Rohrzucker und etwas warmem Wasser zu einem dicklichen Vorteig anrühren. 15 Minuten an einem zugfreien, warmen Ort gehen lassen. Dann das Salz unterrühren und nach und nach das restliche warme Wasser mit einem Kochlöffel einarbeiten. Den Teig 2-3 Minuten mit dem Kochlöffel durchschlagen und an einem warmen Ort zugedeckt 30 Minuten lang gehen lassen. Während dieser Zeit sollte sich der Teig etwas verdoppeln; danach noch einmal zusammenschlagen und wieder aufgehen lassen, bis er sich erneut verdoppelt hat. Anschließend werden mit einem bemehlten Löffel Semmeln ausgestochen, auf einem bemehlten Blech rund geformt und auf ein mit Bröseln bestreutes Blech gelegt. Die fertig geformten Semmeln werden mit einem Tuch bedeckt und sollen noch einmal ca. 15 Minuten an einem warmen, zugfreien Ort gehen.

Im vorgeheizten Ofen bei 225-250 °C 25-30 Minuten bakken.

Sind die Semmeln zu braun geraten, was auch vorkommen kann, sollten sie sofort nach dem Backen gut mit Wasser bepinselt und mit zwei Geschirrtüchern bedeckt werden. So bekommt man Semmeln mit einer schönen braunen und doch nicht zu harten Kruste.

> Tip:
> Man kann aus dem Teig auch Hörnchen, Zöpfe oder Stangen formen, diese leicht mit warmem Wasser bepinseln und in Mohn tauchen.

Sauerteigbrot

Sauerteigbrote – mit oder ohne Hefezusatz – sind etwas schwieriger zu backen als reine Hefebrote, schmecken dafür aber etwas herzhafter und bleiben länger frisch. Wer schon öfter Hefebrote gebacken und darin auch Übung hat, kann sich auch an ein Sauerteigbrot wagen.

1. Tag abends:
   Ca. 150 g Sauerteig mit 150 g Mehl und 200 ml Wasser in einem irdenen Gefäß oder einer Schüssel zu einem lockeren Teig (Vorteig) rühren. Diesen zugedeckt die Nacht über an einem warmen, zugfreien Ort stehen lassen.
2. Tag morgens:
   Diesem Vorteig 150 g Mehl und 1/8 l warmes Wasser unterrühren.

abends:
   Wiederum 150 g Mehl und 1/8 l warmes Wasser unterrühren.

3. Tag:
   Jetzt kann im Laufe des Tages der Brotteig zubereitet werden.

Dazu gibt man 1,5 kg Dinkelfeinmehl in eine große

Schüssel und läßt in einer Mulde 1 Würfel zerbröckelte Hefe mit 1/2 TL Sucanat und 50 ml warmem Wasser gehen. Jetzt mischt man 5 TL Salz und ca. 9 TL Gewürz (gemahlenen Fenchel) unter das Mehl. Anschließend gibt man den Sauerteig dazu und gießt unter ständigem Rühren ca. 1 l warmes Wasser zu. Den Teig mit den Händen gut durchkneten, bis er sich von der Schüssel löst und schön geschmeidig ist.
Jetzt eine Handvoll Teig wegnehmen (ca. 150 g) als Grundansatz für das nächste Sauerteigbrot. In einem Schraubglas ist er ca. 10 Tage im Kühlschrank und mehrere Monate in der Tiefkühltruhe haltbar.
Den Brotteig mit Mehl bestäuben und noch einmal 1 1/2 Stunden an einem warmen, zugfreien Ort gehen lassen. Dann den Teig nochmals kurz durchkneten, auf einem bemehlten Brett zu drei länglichen Laiben formen und in gefettete Kastenformen geben. Nochmals eine gute 1/2 Stunde gehen lassen und anschließend bei 250 °C 15 Minuten und bei 180 °C 1 Stunde lang backen.
Vor dem Einschieben des Brotes in den Ofen sollte eine Tasse heißes Wasser in den Ofen gestellt werden, damit das Brot nicht zu trocken wird.

Sauerteigbrot *ohne* Hefe ist nicht so locker, dafür hat es einen noch würzigeren Geschmack.
Die Herstellung läuft wie beim Sauerteigbrot mit Hefe ab; jedoch läßt man den Teig statt 1 1/2 Stunden 3 1/2 Stunden gehen und nach dem Formen statt einer 1/2 Stunde gut 1 Stunde.

Zuletzt noch zwei Rezepte für den Fall, daß das Brot zur Neige geht und Besuch vor der Tür steht:

Fladenbrot

Dinkelfeinmehl leicht salzen und unter Kneten langsam Wasser zugeben - bis man einen Teig erhält, der nicht an den Händen kleben bleibt.
Mit einem Nudelholz dünne Fladen ausrollen und in einer gußeisernen Pfanne (evtl. etwas ölen) auf beiden Seiten braten.
Noch heiß mit Butter bestreichen oder belegen und sofort warm essen. Schmeckt köstlich!

Dinkelwaffeln

- 200 g fein gemahlenes Dinkelvollkornmehl
- ca. 50 g Edelkastanienmehl
- 1 Prise Salz
- 1 Prise Bertram
- ca. 1/2 l Wasser
- evtl. 1-2 EL zerlassene Butter

Alle Zutaten gut miteinander vermischen und in einem Waffeleisen Waffeln daraus backen.
Die Waffeln schmecken hervorragend und sind ganz einfach zuzubereiten. Man kann sie pur essen oder mit Sucanat, Marmelade, Kompott, Frischkäse, Sauerrahm oder Joghurt servieren.

Das Grundrezept ist auch für Personen mit Milchallergie geeignet, da weder Milch noch Eier darin verarbeitet werden.

Rezept-Tips fürs Frühstück

Die Mengenangaben beziehen sich auf die Menge pro Person.

Pikante Versionen:

- 2 EL Dinkelgrieß, Dinkelvollkornmehl oder Dinkelschrot mit ca. 1/4 l Wasser kalt anrühren und zum Kochen bringen. Unter gelegentlichem Umrühren ca. 2-5 Minuten köcheln lassen. Mit Bertram, Muskat, Salz und wenig Weinessig würzen. Evtl. mit 1 TL Sahne verfeinern.
- 2 EL Dinkelgrieß oder Dinkelschrot mit 1 EL Butter leicht anschwitzen, 1/4 l Wasser unter Rühren aufgießen.
  Fertigstellung s. oben, jedoch ohne Sahne.

Süße Möglichkeiten:

- 6 EL Dinkelschmelzflocken in 1/4 l Milch, Halbmilch oder Wasser anrühren, kurz aufkochen und auf kleiner Flamme gut aufquellen lassen. Mit Sucanat und Zimt abschmecken.
- 5-7 EL Dinkelgrieß oder Dinkelschrot in 1/4 l Wasser oder Halbmilch einrühren und unter Rühren einmal kurz aufkochen lassen. Vom Feuer nehmen und zugedeckt noch ca. 10 Minuten nachquellen lassen. Mit Sucanat und Zimt oder Sucanat und Süßholz abschmecken.

Wer zum Frühstück gerne Brot ißt, kann Dinkelbrot oder Weizenvollkornbrot nehmen, das auch leicht getoastet werden darf. Es kann noch dünn mit Butter und Marmelade bestrichen werden.

Auch die Dinkelwaffeln sind gut als Frühstück geeignet. Als Getränk hat sich Fencheltee mit einer Prise Zimt bisher recht gut bewährt.

Suppenrezepte

Für die Verdauung ist es von großem Vorteil, wenn man vor der Hauptmahlzeit einen Teller warme Suppe zu sich nimmt. Die Suppe bewirkt, daß der Magen warm wird und so seine Verdauungssäfte besser bilden kann.
Beim Abschmecken der Suppe mit Suppenwürze sollte man unbedingt darauf achten, daß eine Würze verwendet wird, die weder Lauch noch Geschmacksverstärker enthält.

Dinkelgemüsesuppe

Pro Person ca. 2 EL Dinkelgrieß oder Dinkelvollkornmehl mit 1/4 l kaltem Wasser anrühren und unter ständigem Rühren 3-5 Minuten köcheln lassen.

Als Gemüseeinlage eignen sich:
Gemüse-Fenchel, Karotten, Pastinaken, Bohne, Kichererbse, Zwiebel, Sellerie, Rote Bete, Kürbis und auch Brennesseln.
Man sollte möglichst wenig verschiedene Gemüsearten in einer Suppe kochen.

Die Gemüseeinlage wird gewaschen, geschnitten und mit wenig Wasser weich gekocht. Kochwasser und Gemüse werden in die Grundsuppe gegeben. Anschließend wird mit Salz, Weinessig und Gewürzen abgeschmeckt. Vor dem Servieren kann mit frisch geschnittener Petersilie garniert werden.

Klare Gemüsesuppe

1 Zwiebel, 1 Fenchelknolle, 2 Karotten kleinschneiden und in 1 1/2 l Wasser weichkochen. Mit Salz, Beifuß, Bertram, Galgant, Weinessig oder Suppenwürze abschmecken. 1-2 EL Butter in der Suppe zergehen lassen. Mit frischem Schnittlauch oder Petersilie garnieren.

Diese Suppe ist eine gute Grundlage als Suppe mit Einlage. Als Einlage können Dinkelnudeln, Dinkelgrießnockerl oder gekochte Dinkelkörner verwendet werden.

Kürbissuppe

Kürbis schälen und in kleine Würfel schneiden. In Wasser mit reichlich Dillspitzen weichkochen. Einen Teil der Kürbiswürfel mit einem Mixstab pürieren und dann die Würfel wieder zugeben. Mit Suppenwürze oder Gewürzen, Sauerrahm und etwas Weinessig abschmecken.

Kichererbsensuppe

6 EL Kichererbsen-Mehl in 1 EL Butter leicht anschwitzen, mit 1 l Wasser aufgießen und kurz köcheln lassen. Mit Suppenwürze oder Gewürzen nach eigener Zusammenstellung und etwas Weinessig abschmecken.

Klare Bohnensuppe

250 g Bohnen in 2 1/2 l abgekochtem Wasser über Nacht einweichen. Am nächsten Tag weichkochen. Ca. 10 Minuten vor Ende der Kochzeit 2 feingeschnittene Karotten sowie 1 in Ringe geschnittene Zwiebel dazugeben und mitkochen.

Die Suppe wird abgesiebt und mit Salz und Gewürzen abgeschmeckt. Sie dient als Grundlage für Pfannkuchen-, Grießnockerl- oder Dinkelnudelsuppe.

Tip:
Aus den abgesiebten Bohnen und dem Gemüse kann mit Weinessig, Salz, Öl und etwas Gewürzen ein Salat zubereitet werden, der allerdings in der Beize gut durchziehen muß.

Mandelmilch (als Milchersatz)

1 Tasse Mandeln überbrühen und sofort schälen. Mit 4 Tassen Wasser in einem Mixer gut zerkleinern. Wenn die kleinen Mandelstückchen in der Milch nicht »erwünscht« sind, kann man abseihen.

Mandelmilch kann pur getrunken werden, sie eignet sich fürs Fläschchen, für Milch-Mixgetränke, für Pfannkuchen… und ähnliches.
Auch aus hellem Mandelmus kann man Mandelmilch zubereiten (s. Etikett).

Kekse

Bei den Keksen handelt es sich um Hildegard-Rezepturen, daher ist am Anfang auch der Hildegard-Text mit angegeben.

Quendelcracker (Managerkekse)

»... Und wenn das Gehirn krank ist und wie leer ist, dann pulverisiere er Quendel, und dieses Pulver vermische er mit Semmelmehl in Wasser, und so mache er Törtchen, und er esse sie oft, und sein Gehirn wird sich besser befinden.«

Man nehme:

- 300 g Mehl
- 1 TL Salz
- 5 TL Quendelpulver
- ca. 18 EL Wasser

Die Herstellung erfolgt wie bei den nebenstehend beschriebenen Gewürzkeksen. Die Wirkung beschränkt sich auf das Gehirn, wenn man das Gefühl hat, »wie ausgebrannt« zu sein.

Muskat-Zimt-Nelken-Kekse

»... Pulverisiere die Muskatnuß und in gleichem Gewicht Zimt und etwas Nelken. Und mit diesem Pulver und Semmelmehl und etwas Wasser bereite er Törtchen, und er esse diese oft, und es dämpft die Bitterkeit deines Herzens, deines Geistes und öffnet deine stumpfen Sinne, und es macht deinen Geist fröhlich und mindert alle schädlichen Säfte.«

Zuerst bereite man sich die bei Hildegard beschriebene Gewürzmischung vor. Dazu benötigt man:

- 45 g Muskatnußpulver
- 45 g Zimtpulver
- 10 g Gewürznelkenpulver

Diese Zutaten mischt man gut durch und bewahrt sie in

einem dicht schließenden, lichtgeschützten Gefäß auf. Man kann die Menge der einzelnen Zutaten auch individuell verändern, allerdings muß immer ebensoviel Muskat wie Zimt genommen werden. Wird der Anteil an Nelkenpulver zu groß (über 20 g/100 g), schmecken die Kekse nicht mehr gut.

Zur Zubereitung der Gewürzkekse nehme man:

- 500 g Dinkel-Weißmehl (Type 812-1050)
- 150 g Sucanat
- 6 TL des vorgemischten Gewürzes

Diese Zutaten vermischt man trocken und gibt nach und nach unter ständigem Kneten ca. 20 EL Wasser zu, bis ein gut knetfähiger, fester Teig entstanden ist.
Der fertige Teig wird aufgeteilt, portionsweise dünn ausgerollt und auf ein Backblech gelegt. Vor dem Backen wird er mit einem Teigrad in kleine mundgerechte Portionen geteilt und anschließend bei 180 °C ca. 12-15 Minuten lang gebacken.

Tip:
Man kann unter den Teig auch gemahlene Mandeln mischen.

Marmeladen und Nachtisch

Kornelkirsch-Marmelade

Da die Kornelkirsche nicht so einfach zu entkernen ist wie die gewöhnliche Kirsche, empfiehlt es sich, die Früchte vor dem Entkernen in etwas Wasser weichzukochen.

Nach dem Weichkochen geben wir die Kornelkirschen in die Rührschüssel einer Küchenmaschine und schlagen sie mit einem Schneebesen auf höchster Stufe, bis das Fruchtfleisch von den großen Kernen »geschlagen« ist. Diesen Brei passieren wir mit Hilfe eines Kochlöffels oder mit dem Passieraufsatz eines Handrührgerätes durch ein weitmaschiges Küchensieb. Das so gewonnene Fruchtmus wiegen wir ab und bereiten daraus eine Marmelade wie gewohnt:

- 1 kg Kornelkirschmus
- 350 g Sucanat
- 400 g kristalliner Rohrzucker mit geringem Melasseanteil
- Geliermittel: Agar-Agar oder Apfelpektin nach Vorschrift

Schon aus der Beschreibung kann man ersehen, daß die Zubereitung eine sehr zeitaufwendige Arbeit ist. Das Ergebnis ist allerdings eine sehr wohlschmeckende Marmelade, die auch von Kindern gerne gegessen wird.

Eine einfachere Methode, Kornelkirschen haltbar zu machen, ist, sie mit den Kernen in kleinen Gläsern einzuwecken. So eignen sie sich auch hervorragend als Nachtisch, zu Pudding oder für eine kurmäßige Behandlung bei Darmerkrankungen.
(Kornelkirschen findet man häufig in Parks oder Gartenanlagen, wo man nach Rücksprache mit dem Besitzer meist ernten darf.)

Mispel-Kompott

Die reifen, weichen Mispeln mit genügend Wasser ca. 5 Minuten kochen und anschließend durch die »flotte Lotte« passieren, um das Fruchtfleisch von Haut und Kernen zu trennen. Das so gewonnene Fruchtmus nach Geschmack mit Sucanat süßen, aufkochen lassen (evtl. noch einmal mit etwas Wasser oder Apfelsaft verdünnen, damit es besser aufkochen kann), heiß in sterile Gläser mit Schraubverschluß füllen und »unter brennendem Weingeist« verschließen.

Dieses Kompott (verwendbar auch als Fruchtsoße) schmeckt hervorragend zu Dinkelgrießbrei oder Dinkelschnitten bzw. -waffeln.
Das Fruchtmus kann auch zu Marmelade weiterverarbeitet werden wie bei der Kornelkirsche beschrieben.

Quitten-Marmelade

Die Quitten sollten vor dem Kochen entweder mit einem weichen Tuch abgewischt oder in heißem Wasser gewaschen werden, um den auf den Früchten haftenden Flaum zu entfernen. Es ist nicht nötig, Quitten zu schälen. Sollten sie braune Flecken aufweisen, so können diese aufgeschnitten werden.

Die »enthaarten« Quitten
- vierteln, Kernhaus entfernen und in Stücke schneiden oder
- das Quittenfruchtfleisch mit einem Gemüsehobel bis zum Kernhaus abhobeln.

Die Kerngehäuse in einen Topf geben, gut mit Wasser bedecken und ca. 1/2-1 Stunde köcheln lassen, bis eine sirupartige Flüssigkeit entsteht (Quittenschleim). Die zerkleinerten Quitten in Wasser weichkochen, die gekochten Fruchtstücke herausnehmen und in dem Kochwasser die nächste Partie Quittenstücke weichkochen.
Die gekochten Quitten mit etwas Kochwasser und selbst

hergestelltem Quittenschleim pürieren und - wie bei den Kornelkirschen beschrieben - zu Marmelade verarbeiten.
Quittenmarmelade kann vor dem Abfüllen in Gläser mit verschiedenen Gewürzen ganz individuell abgeschmeckt werden, z.B. mit Zimt oder Galgant, mit Zitronensaft oder echtem Rosenwasser (1 Tropfen echtes Rosenöl in 1/8 l warmes Wasser geben und kräftig umschütteln).
Aus dem übriggebliebenen Kochwasser, in dem immer wieder Quittenstücke weichgekocht wurden, bereiten wir am Ende der Einkocharbeiten ein köstliches Quittengelee - mit Rosenwasser abgeschmeckt.

Quittenkompott

Quitten entkernen, achteln und in gesüßtem Wasser vorsichtig weichkochen (zerfallen schnell!). Mit Zimt oder Weißwein abschmecken.
Mit diesen Quittenstücken kann man auch einen Obstkuchen belegen.
Quittenkompott kann auch gut zur Hälfte mit Apfelmus gemischt werden.

Diäten

Ernährungsbedingte Hinweise bei verschiedenen Krankheiten

Hildegard gibt in »Causae et curae« Hinweise in bezug auf die Nahrungsaufnahme bei verschiedenen Krankheiten. Die Aussagen Hildegards im Originaltext sind so unmißverständlich, daß sich ein Kommentar der Stellen erübrigt. Hier die von Hildegard gegebenen Hinweise:

Bei Lungenerkrankungen:

»... Jeder aber, der in irgendeiner Weise an der Lunge leidet, soll sich des Genusses von

- *fettem Fleisch wie auch*
- *stark bluthaltiger Speise und*
- *reifem Käse enthalten,*

weil diese Eiter in der Umgebung der Lunge erzeugen.
Auch Erbsen und Linsen, rohes Obst und ungekochtes Gemüse soll er nicht essen und Nüsse und Öl vermeiden.
Will er einmal Fleisch essen, so soll er mageres genießen, und falls er Käse ißt, soll er weder reifen noch unreifen Käse essen, sondern Magerkäse.
Wenn er Öl genießen will, genieße er es mit Maß. Wasser aber darf er nicht trinken, weil dies Schleim in der Lunge erzeugt.
Jungen, rohen Most (Fruchtsäfte), der noch nicht in Gärung ist und sich reinigt, soll er nicht trinken. Bier dagegen schadet

nicht viel, weil es gekocht ist. Wein aber soll er nicht trinken und sich vor feuchter, nebliger Luft in acht nehmen.«

Empfehlenswert bei Lungenerkrankungen sind:

- saure Schafslunge: mindestens 2x wöchentlich
- Ziegenmilch: heilt Lungenschmerzen
- Zucker: löst Verschleimungen
- Butter

Bei »Sinnlosigkeit«:

Die Sinnlosigkeit entsteht:

»Wenn durch vieles Hin- und Herdenken bei einem Menschen Bewußtsein und Gefühl zunichte werden, und er so in ›Sinnlosigkeit‹ verfällt...«

Diese Menschen sollen neben den von Hildegard angegebenen Heilmitteln folgendes in ihrer Ernährung beachten:

»... Jedoch muß solch ein Mensch trockene Speisen vermeiden, weil diese die Säfte, die in ihm unterdrückt sind, zu einer noch größeren Trockenheit der Sinnlosigkeit führen würden. Gute und wohlschmeckende Speisen aber soll er essen, die ihm einen guten Saft ins Blut liefern...
Auch Breie aus Weizenmehl mit Butter oder Fett, nicht aber mit Öl zubereitet, darf er essen, weil diese das ausgeleerte Gehirn wieder auffüllen und das erkaltete Gehirn wieder erwärmen. Öl soll er vermeiden, weil es Phlegma heranziehen würde. Wein darf er nicht trinken, weil er die zerstreuten Säfte in ihm noch mehr zerstreuen würde.

Met (Honigwein) darf der Kranke auch nicht trinken, weil die Kraft des Honigs die unterdrückten Säfte in ihm noch mehr herunterbringen würde. Einfaches Wasser soll er nicht trinken, weil dies seine Sinne zu noch größerer Leere führen würde. Den oben angegebenen Trank (Tee aus 1 Teil Balsamkraut und 3 Teilen Fenchelkraut) wie auch Bier... soll er trinken...«

Von der bei Hildegard angegebenen »Sinnlosigkeit« werden gerne auch Kinder »befallen«, die oft fernsehen. Auch für sie gilt diese Diät.

Bei Inkontinenz:

Für die immer häufiger auftretende Inkontinenz kennt Hildegard eine spezielle Diät, die schon mit sehr gutem Erfolg eingesetzt werden konnte.
Grundgedanke der Inkontinenz ist, daß sich diese Erkrankung aus einer Magenschwäche heraus entwickelt. Hildegard bezeichnet dies als »kalten Magen«. Dieser ist primär zu behandeln.
»... Wenn jemand wegen der Kälte seines Magens den Harn nicht zurückhalten kann, soll er oftmals

- *auf dem Feuer erwärmten Wein trinken,*
- *alle seine Speisen mit Essig mischen und häufig, wie er es vermag*
- *Essig trinken...*

Auch soll er Salbei in Wasser kochen, abseihen und so warm oftmals trinken...«

Zusätzlich ist darauf zu achten, daß die erste Mahlzeit des Tages eine warme Dinkelmahlzeit ist und daß der Magen nicht durch kalte Speisen und Getränke abgekühlt wird.

Kinder
erhalten – je nach Alter – mehrmals täglich

- ein paar Tropfen bis 1 TL am Feuer erhitzten Wein,
- 1-4 Tropfen reinen Weinessig auf die Zunge geträufelt,
- in jede Mahlzeit ein paar Tropfen reinen Weinessig,
- einen Schluck Salbeitee, der mindestens 5 Minuten gekocht wurde.

Erwachsene
sollten mehrmals täglich

- einen Schluck am Feuer erwärmten Wein trinken,
- jede Mahlzeit – wo möglich – mit Weinessig würzen,
- 1/2 TL voll reinen Weinessig nehmen,
- einen guten Schluck Salbeitee trinken, der mindestens 5 Minuten gekocht wurde.

Zur weiteren Information

Literaturhinweise

Werke der hl. Hildegard

Briefwechsel, übers. u. erl. v. Adelgundis Führkötter OSB, Salzburg 1965

Causae et curae (lat.), Neudr. hrsg. v. der Basler Hildegard-Gesellschaft, Basel 1980

Causae et curae – *Heilwissen* (dt.), übers. u. hrsg. v. Manfred Pawlik, Augsburg 1989

Liber divinorum operum – *Das Buch der göttlichen Werke,* übers. v. P. Paul Suso Holdener, 1989

Liber vitae meritorum – *Der Mensch in der Verantwortung,* übers. u. erl. v. Heinrich Schipperges, Salzburg 1972/1985

Lieder, hrsg. v. P. Barth OSB, I. Ritscher OSB, J. Schmidt-Görg, Salzburg 1969

Physica (lat.), Patrologia Latina Bd. CXCVII, hrsg. v. der Basler Hildegard-Gesellschaft, Basel 1982

Physica – *Heilkraft der Natur,* übers. v. Marie-Louise Portmann, hrsg. v. der Basler Hildegard-Gesellschaft, Augsburg 1991

Scivias – *Wisse die Wege,* übers. u. hrsg. v. Walburga Storch OSB, Augsburg 1990

Zur Medizin der hl. Hildegard

Hertzka, Dr. Gottfried:
- *So heilt Gott*, Stein am Rhein, 1970
- *Wunder der Hildegard-Medizin*, Stein am Rhein, 1988

Hertzka, Dr. Gottfried/Strehlow, Dr. Wighard:
- *Die Küchengeheimnisse der hl. Hildegard*, Freiburg 1984
- *Die Edelsteinmedizin der hl. Hildegard*, Freiburg 1987
- *Große Hildegard-Apotheke*, Freiburg 1989

Posch, Helmut:
- *Was ist Hildegard-Medizin?*, St. Georgen/Attergau 1983
- *Aera einer neuen Medizin*, St. Georgen/Attergau 1992

Schiller, Reinhard:
- *Hildegard Medizin Praxis*, Augsburg 1990
- *Hildegard Pflanzen-Apotheke*, Augsburg 1991
- *Atlas der Edelsteine und Metalle*, Augsburg 1993

Biographie:

Das Leben der heiligen Hildegard von Bingen, von Gottfried und Theoderich, übers. v. Adelgundis Führkötter, Salzburg, 1980

Gronau, Eduard: *Hildegard von Bingen*, Stein am Rhein 1985

Kochrezeptbücher:

Basler Hildegard-Gesellschaft: *Dinkelkochbuch*, Augsburg 1991

Basler Hildegard-Gesellschaft: *Edelkastanien Koch- und Backbuch*, Augsburg 1992

Freundeskreis Ellgau: *Kochrezeptbüchlein gemäß den Küchengeheimnissen der hl. Hildegard von Bingen*, Ellgau 1987

Schinnerl, Helga: *Kochbuch für Hildegard-Freunde,* Weyregg/Attersee 1990

Allgemeine Literatur:

Käthe Bachler: *Der gute Platz,* Linz 1992
Georges Boros: *Heil- und Teepflanzen,* Stuttgart 1980
Georges Boros: *Unsere Küchen- und Gewürzkräuter,* Stuttgart 1981
Buff/von der Dunk: *Giftpflanzen in Natur und Garten,* Augsburg 1980
Hans E. Laux: *Wildbeeren und Wildfrüchte,* Stuttgart 1982
Jörg Raithelhuber: *Beeren und Wildfrüchte,* Niedernhausen 1977
John Seymour: *Selbstversorgung aus dem Garten,* Ravensburg 1978

Bezugsquellen für Hildegard-Heilmittel und Kontaktadressen (bitte jeweils Bestell-Listen anfordern)

Deutschland

- Holstein Naturkost GmbH, Zum Miesenberg 6 a, 78476 Allensbach
- JURA-Naturheilmittel, Nestgasse 2, 78464 Konstanz
- Mühldorfer Naturkornmühle GmbH, Mühlenstraße 15, 84453 Mühldorf/Inn
- Naturwaren Karin Schiller, Pecheigen 1, 84384 Wittibreut

Dinkelbier:

- Apostelbräu, Eben 11-15, 94051 Hauzenberg

Wein aus biologischem Anbau:

- Weingut Stephanshof, Reinhold Kiefer, Jahnstraße 42, 67487 St. Martin/Weinstraße

Österreich

- Firma Hönegger GmbH, Esperding 3, A-5232 Kirchberg bei Mattighofen
- Posch, Helmut, Weinbergweg, A-4880 St. Georgen/Attergau

Schweiz

- Hildegard Vertriebs AG, Aeschenvorstadt 24, CH-4010 Basel

Der Autor

Reinhard Schiller ist Heilpraktiker und lebt mit seiner Familie auf einem kleinen Bauernhof in Niederbayern, Pecheigen 1, 84384 Wittibreut.